糖尿病・肥満を克服する
高雄病院の「糖質制限」給食

(財)高雄病院理事長
江部康二

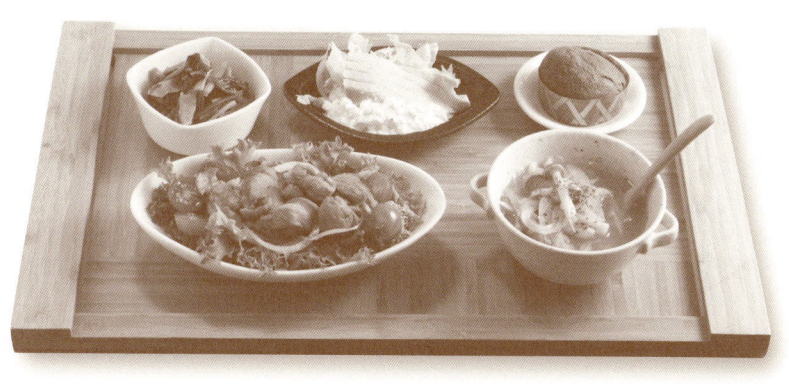

講談社

糖尿病・肥満を克服する 高雄病院の糖質制限給食

糖質制限食は人類の健康食

糖質制限食は、高雄病院で1999年から日本で初めて開始した食事療法です。わかりやすく言うと米飯・めん類・パンなどの米・麦製品や芋類などの糖質が多い食品を食べないで、肉や魚介や豆腐や葉野菜などをしっかり摂取する食事療法です。「糖質制限食」というと変わった食事というイメージなのですが、実は人類本来の自然な食事なのです。人類が誕生したのが約700万年前で、農耕が始まるまでは、生業は狩猟・採集であり、全ての人類が糖質制限食でした。約10000年前に農耕が始まり、主食が穀物へと変化し、現在まで続いています。即ち穀物を主食としたのは、人類の歴史の中でわずか1/700の期間に過ぎません。このように歴史的に

進化の過程をみると「糖質制限食」と「穀物を主食とする高糖質食」、どちらが人類にとって自然な食事なのかはいうまでもありません。糖質制限食は、人類本来の食事、いわば人類の健康食ですので、糖尿病や肥満をはじめとして様々な生活習慣病が改善していきます。しかも糖質制限食は、糖質を抜くだけで脂質やタンパク質はOKなので「美味しく楽しく」続けられるのが特長です。またお酒も蒸留酒や辛口のワインや糖質ゼロ発泡酒ならOKなので、糖質制限食を足かけ10年続けている私にとっても、とても嬉しい食事療法なのです。本書ではその効果を高雄病院の12年以上の経験、1500人以上の治療実績をもとに、糖尿病・肥満・生活習慣病について解説し、レシピを紹介しました。さらに最近は糖質制限食OKのスイーツ、お好み焼き、カレー、パン、ラーメンなども開発され、下戸のかたにも手厚くフォローできるようになりました。

次の人は本書で提唱する「糖質制限食」が行えません
❶腎臓に何かの疾患があり、血液検査で腎機能が低下している人
❷すい臓に炎症があり、血液検査で活動性が確認されている人

※糖尿病の患者さんで内服薬やインスリンの注射をしている人は、「糖質制限食」で低血糖になる恐れがあります。実施する際は必ず医師に相談してください

糖質制限食の広がり

1999年に、兄の江部洋一郎院長(当時)が高雄病院に初めて糖質制限食を導入。2001年から糖尿病患者さんに積極的に実践をして目覚ましい成果をあげました。そして4年間の実績をもとに『主食を抜けば糖尿病はよくなる！』(東洋経済新報社)を2005年に上梓しました。幸い2012年現在18版を重ねるロングセラーとなり、世に「糖質制限食」という言葉を認知させるきっかけとなったと自負しております。

2007年2月から、ブログ「ドクター江部の糖尿病徒然日記」を開始して、2012年現在1日のアクセス数が8000〜10000件ということも、かなり糖質制限食普及効果があったと思います。高雄病院には北海道から九州まで糖尿病患者さんが入院してこられますが、当初は「糖質制限食の話しをすると主治医に怒られたので内緒で来ました」というパターンがほとんどでした。しかしここ3〜4年は紹介状を持ってこられる患者さんもあるようになりました。医学界において、医学雑誌『メディカル朝日』2008年12月号に、糖質制限食に対して好意的な記事が載り、私の本も紹介していただいたことが助けとなりました。

さらに2009年に芥川賞作家の宮本輝先生との対談本『我ら糖尿人、元気なのには理由がある。』(東洋経済新報社)を出版したことも糖質制限食の広がりにとって大きな節目となりました。また医学雑誌『治療』2009年4月号、医学雑誌『内科』2011年1月号に私が糖質制限食の小論文を執筆し、医学界にも確実に定着し始めました。2011年には、週刊文春、週刊現代、週刊新潮、文藝春秋など多くのマスコミが、取り上げました。2012年1月15日には、第15回日本病態栄養学会年次学術集会が国立京都国際会館で開催され、「糖尿病治療に低炭水化物食は是か？ 非か？」というディベートセッションが行われました。医師・栄養士が4000人以上集まる学会ですが、「是」側の演者として私が参加し、大きな反響を巻き起こしました。医学界に糖質制限食が浸透しつつある手応えを感じました。直近では『治療』2012年4月増刊号に小論を執筆した他、雑誌でも度々特集を組まれています。

Contents 目次

京都の高雄病院へようこそ ⑰

- 高雄病院の糖質制限給食 …… 2
- カロリー制限で糖尿病は治らない …… 6
- 「食後高血糖」が何より恐ろしい …… 8
- カロリー計算不要の糖質制限食 …… 10
- 薬を使わずに血糖値が改善する …… 12
- 糖質制限食実践とテーラーメードダイエット …… 14
- **Column** 教えて！江部先生 糖質制限の誤解を解明 …… 16
- 高雄病院ってどんなところ？満腹なのにダイエットもできる …… 18・20
- **患者さん喜びの声** 「糖質制限」で糖尿病も肥満も改善!! …… 22
- 知っておきたい「糖質制限」生活10箇条 …… 24
- **おぼえておきたい!** 食べていい食品・避けるべき食品 …… 30
- **column** 食品のラベル表示で糖質チェック …… 34

1週間密着 江部康二先生の「糖質制限食」生活 ㉟

- 「玄米菜食+魚」が基本の私が糖尿病に!? …… 36
- 「糖質制限食」へのモチベーションを高める …… 38
- **20レシピ** 江部式 1週間の「糖質制限食」公開!! …… 40
  豚しゃぶ・もやし水菜鍋／アスパラの牛肉巻き／ヒレカツ／チキンと大豆のミネストローネ／チーズハンバーグ……他
- **13レシピ** 江部先生おすすめ「糖質制限」ならではの満足おかず …… 52
  鶏唐揚げ／ベーコン・トマト・チーズのオムレツ／大豆トマトのクリームパスタ／糖質制限ピンチョス／シーザーサラダ……他
- **お取り寄せできる** 「糖質制限」生活の助っ人 素材＆調味料 …… 60

154レシピ 高雄病院の1ヶ月間・日替わり「糖質制限」給食 ㉛

- **おぼえておきたい!** 従来のカロリー制限食は患者を増やす …… 62

Contents 糖尿病・肥満を克服する 高雄病院の「糖質制限」献立

給食日	料理名	ページ	糖質	kcal
給食1日目	イワシの蒲焼き定食	64	8.2g	530kcal
給食2日目	豚肉のアスパラ巻き定食	66	16.9g	560kcal
給食3日目	牛肉すき焼き風煮定食	68	16.8g	536kcal
給食4日目	海老フライ定食	70	10.7g	507kcal
給食5日目	鶏のハーブ焼き定食	72	8.7g	572kcal
給食6日目	ロールキャベツ定食	74	15.6g	520kcal
給食7日目	揚げサワラのみぞれかけ定食	76	11.9g	575kcal
給食8日目	牛肉のべっ甲煮定食	78	15.2g	531kcal
給食9日目	焼き鳥定食	80	16.7g	500kcal
給食10日目	鶏肉中華風唐揚げチリソース定食	82	10.4g	579kcal
給食11日目	プレーンオムレツ定食	84	14.1g	547kcal
給食12日目	ビーフシチュー定食	86	17.1g	567kcal
給食13日目	マヨネンポーク定食	88	15.5g	491kcal
給食14日目	アジの南蛮漬け定食	90	11.1g	551kcal
給食15日目	エビとホタテのバターソテー定食	92	7.3g	509kcal
給食16日目	牛焼肉風定食	94	16.8g	537kcal
給食17日目	サバの味噌煮定食	96	17.6g	580kcal
給食18日目	青椒肉絲定食	98	8.5g	534kcal
給食19日目	ハンバーグきのこおろしソース定食	100	14.0g	501kcal
給食20日目	鮭のグリル アーモンドソース定食	102	13.0g	528kcal
給食21日目	とんかつ定食	104	11.6g	589kcal
給食22日目	ミートローフ定食	106	18.1g	564kcal
給食23日目	鶏肉のワイン煮定食	108	9.5g	536kcal
給食24日目	キエフ風チキンカツ定食	110	8.1g	532kcal
給食25日目	カニしいたけシュウマイ定食	112	12.9g	492kcal
給食26日目	スペイン風オムレツ定食	114	11.2g	552kcal
給食27日目	刺身盛り定食	116	10.9g	527kcal
給食28日目	鶏のエスニック照焼定食	118	15.0g	542kcal
給食29日目	鶏肉ねぎソース定食	120	10.5g	581kcal
給食30日目	鯛の煮付け定食	122	11.6g	558kcal
給食31日目	魚介のバターソテー定食	124	12.8g	548kcal

お取り寄せできる 糖質制限食品&スイーツ 126

column 糖質制限を無理なく続ける外食法 128

覚えておきたい！糖質制限トピックス 129

- 高雄病院と江部康二の食事療法の道のり 130
- 糖質制限が有効な病気・症状・数値 132
- 糖質制限食のがん予防効果 134
- 食材の糖質量リスト 136

栄養指導／（財）高雄病院　栄養管理部　橋本眞由美
料理製作・栄養価計算／（株）ヘルシーピット　杉本恵子（管理栄養士）、長島陽子（栄養士）、須田涼子（栄養士）
写真／江頭徹（講談社写真部）　デザイン・装丁／田中小百合（オスズデザイン）

Introduction 01 カロリー制限で糖尿病は治らない

糖尿病治療におけるカロリー至上主義、脂肪悪玉説は誤解

従来の糖尿病治療食は、カロリー制限即ち脂肪制限が基本方針です。今まで日本中の病院で長年医師や栄養士が何の疑問ももたずに「カロリー制限食」を金科玉条にワンパターンの指導を行ってきました。食事療法をし運動もし薬も飲んでインスリンも打っているのに、例えば糖尿病腎症による腎不全で人工透析になる人が、年間16271人おられます。医師も患者さんも、従来の治療は何かがおかしいとそろそろ気がついて欲しいと思います。糖質制限食で食後高血糖は速やかに改善します。私は糖質制限食の研究を重ね、海外文献を集めていく過程で「カロリー至上主義」「脂肪悪玉説」は根拠のない神話に過ぎず、明確に間違いであるという認識を得ました。

例えば『ニューイングランド・ジャーナル』2008年7月17日号に、「322人を2年間追跡して、カロリー制限ありの脂肪制限食とカロリー制限なしの糖質制限食の効果を比較した結果、糖質制限食が体重を減少させ、HbA1c（グリコヘモグロビン）を改善しHDL-Cを増やした。」という報告がなされ、カロリー神話は否定されました。さらに米国医師会雑誌（JAMA）2006年2月8日号の論文で、5万人の閉経女性を8年間追跡した結果、脂肪を総摂取カロリー比20％に制限しても心血管疾患、乳がん、大腸がんリスクは全く減少しないことが確認され、脂肪悪玉説も否定されました。しかし常識の壁とは恐ろしいもので、これらの明確な証拠があっても、100人中99人以上の医師・栄養士が「カロリー至上主義」「脂肪悪玉説」という無根拠な神話をいまだに信じているのが現状なのです。

血糖値を上げるのは糖質のみ

米国糖尿病協会（ADA）によれば、食べ物が消化・吸収されたあと、糖質は100％血糖に変わりますが、タンパク質・脂質は血糖に変わりません。また糖質は、摂取直後から急峻に血糖値を高く速く上昇させ、2時間以内にほとんどすべてが吸収されます。これらは含有エネルギーとは無関係な三大栄養素の生理学的特質です。このように糖質、脂質、タンパク質のうち糖質だけが血糖値を上昇させます。従って、糖質を摂取した時にはインスリンが大量に追加分泌されます。脂質を摂取しても、インスリンの追加分泌はありません。タンパク質はごく少量のインスリンを追加分泌させます。現在糖尿病において、食後の急激な高血糖（グルコーススパイク）が大きな問題として注目されています。世界糖尿病連合の2007年の報告などにより、食後高血糖が、心筋梗塞や脳梗塞などの大血管合併症を起こす危険因子として確立されたからです。そして、食後高血糖を起こすのは、三大栄養素のなかで糖質だけなのです。

1gの糖質が、体重64kgの2型糖尿病の人の血糖値を約3mg上昇させます。炊いた白ご飯茶碗1杯150g（252kcal）には、55・2gの糖質が含まれており、血糖値を166mg上昇させます。一方、牛サーロインステーキを200g（約1000kcal）食べても、糖質含有量は1gもないので、血糖値上昇は3mg未満なのです。なお、1gの糖質が体重64kgの1型糖尿病の人の血糖値を5mg上昇させます。糖質制限食の基本的な考え方は、上述のような生理学的事実をベースに、できるだけ糖質の摂取を低く抑えて、食後高血糖を防ぐというものです。3食主食抜きのスーパー糖質制限食（糖質12％、タンパク質32％、脂質56％）なら、薬に頼ることなく速やかにリアルタイムで良好な血糖コントロールが可能です。一方、上述の白ご飯とステーキの例でも明らかなように、カロリー計算に基づいて血糖値をコントロールすることは理論的に不可能です。従って、従来の糖尿病食（糖質60％）を実践する限りは、一日の摂取カロリーを1200〜1600kcalと低く抑えたとしても、食後高血糖が必ず生じるのです。糖尿病の改善には、カロリー制限より糖質制限ということがおわかりいただけたと思います。

Introduction 02 「食後高血糖」が何より恐ろしい

本当に怖いのは食後高血糖

血糖値が高いと何故よくないのでしょう。実は180mg／dlを超える高血糖は、リアルタイムに血管の内皮を傷つけるので、長年積み重なれば動脈硬化を促進させるリスクとなるのです。動脈硬化が進行すると、心筋梗塞や脳梗塞などのさまざまな病気を引き起こします。空腹時血糖値が110mg／dl未満で正常でも、糖質を摂取して食後血糖値が180mg／dlを超える高値になると動脈硬化のリスクとなるのです。糖尿病の合併症としてよく知られている「腎症、網膜症、神経障害」の三大合併症は、細い血管が障害されて起こるもので、細小血管症ともいわれます。それに対し、太い血管に動脈硬化による障害が起こるタイプを、大血管症といいます。細い血管に起こる合併症も、糖尿人の生活を大きく障害させる大問題ですが、心筋梗塞、脳梗塞といった大血管症は、直接命にかかわります。従って最小血管症より大血管症の方がもっと恐ろしいのですが、それに食後高血糖は深く関わっているのです。糖尿病予備軍（境界型）と呼ばれる人達がいます。経口ブドウ糖負荷試験で、食後2時間血糖値が140mg／dl未満は正常型、140mg〜199mg／dlの場合を境界型、200mg／dlを超えたら糖尿病型です。空腹時血糖値が110mg／dl未満は正常型、110mg〜125mg／dlの場合を境界型、126mg／dl以上を糖尿病型といいます。同じ境界型でも、食後血糖値が140〜199mgと高いタイプは糖尿病型とあまり変わらないほど将来心筋梗塞を発症するリスクがありますが、空腹時血糖値が110mg〜125mgの境界型の方はリスクは正常型とほとんど変わらないのです。

Introduction_02 「食後高血糖」が何より恐ろしい

食後高血糖管理に関するガイドラインとACCORD

国際糖尿病連合（IDF）が、2007年に「食後血糖値の管理に関するガイドライン」を発表しました。それによれば、食後血糖値の急激な上昇をコントロールすることは、糖尿病合併症を防ぐ上で、HbA1c（グリコヘモグロビン）の目標値達成と同様、あるいはそれ以上の重要性をもつというエビデンス（証拠）が増えてきているそうです。HbA1cは過去1〜2ヶ月の平均血糖値を示していて、6.5％未満がコントロール良好です。さらに食後高血糖と糖尿病合併症（心血管、網膜症、認知症、がん…）に関するエビデンスが列挙してあります。食後高血糖（グルコーススパイク）を防ぐことが、合併症予防に極めて大切な意味をもつということです。糖尿人が糖質を一人前摂取すると、血糖値が急激に上昇します。空腹時と食後の血糖値の差が非常に大きい場合を、グルコーススパイクといいます。このグルコーススパイクは、慢性的に血糖値が高い状態より、さらに血管内皮を傷つけやすいのです。活性酸素が大量に発生し、さまざまな細胞に酸化ストレスを与えるためです。もう一つ衝撃的な例を紹介します。ACCORDは、10251例の2型糖尿人による大規模臨床試験です。2008年2月、厳格血糖管理群における総死亡率および心血管死亡率が、通常血糖管理群を確実に上回ることが確認され、同試験は5年間の期間満了を待たずに平均追跡期間3・4年で、倫理的見地から緊急中止となりました。中止時の平均HbA1cは、厳格血糖管理群6.4％、通常血糖管理群7.5％でした。この結果は2008年の米国糖尿病学会で報告されましたが厳格に治療したほうがかえって死亡率が上昇したのですから由々しき出来事でした。結局「強化薬物療法＋糖質摂取」による低血糖と高血糖（血糖値の乱高下）が、死亡率上昇の大きな要因でした。血糖コントロールの評価に関して、かつてHbA1cと空腹時血糖値の2つを指標としていた時代がありました。しかし、近年、国際糖尿病連合ガイドラインやACCORDの結果を踏まえて、食後血糖値と一日の平均血糖変動幅も重要と考えられるようになりました。この2つの指標を薬物を使用することなく速やかに改善するのが糖質制限食なのです。

Introduction 03 カロリー計算不要の糖質制限食

> **糖質だけ制限すれば脂質・タンパク質は食べ放題**

糖質制限食は、文字通り糖質の摂取をできるだけ少なくすればよい食事療法です。言い換えれば脂質やタンパク質はカロリー計算不要で食べ放題でOKな、美味しくて楽しくて我慢しなくてよい食事療法なのです。従来のカロリー制限食（高糖質・低脂質食）で一番つらいのは、美味しいものが好きなだけ食べられないことです。牛サーロインステーキ200gを食べたら、約1000kcalです。1日の総摂取カロリーを1600kcalなどと栄養指導されていたら、その日は残り600kcalしか許されないのですから、何だか悲しくなります。さらにカロリー計算そのものが大変面倒くさくて煩雑で食事が楽しくありませんし、多くの人がお腹が空いているのを我慢しているのが現状です。しかもカロリー制限の食事療法を続けている限りは、HbA1c（グリコヘモグロビン）6・5％未満のコントロール良好な糖尿人は、インスリンを打っても薬を飲んでも運動をしても、統計的には30％以下しかいないのです。つまり、現状では、大多数の糖尿人はコントロール不良で、医師や栄養士から無言の非難を浴びてる状態で、自分でも言われたとおりにしているのに「なぜだー！」という心境でしょう。これに対して糖質制限食なら、カロリー計算は不要で、肉や魚も食べ放題でしかも蒸留酒なら適量OKという何とも贅沢な糖尿病治療食なのです。さらに、食後血糖値、中性脂肪、肥満は速やかに改善し、HDLコレステロールは増加し、HbA1cも月に1～2％改善するのです。唯一、糖質さえ制限すれば、あとは自由ですので、長期に渡って実践でき、苦痛は少なく心理的にはずいぶん楽です。

糖質制限食の利点

❶ **食後高血糖がほとんど生じない。**
血糖値を上昇させるのは、糖質だけなので、脂質・タンパク質を中心に摂取する糖質制限食なら食後高血糖が生じません。一方カロリー制限食（高糖質・低脂質食）は、1日1600kcalに制限し、ひもじい思いを我慢して頑張っても糖質を55〜60％摂取するので必ず食後高血糖を生じます。

❷ **一日の平均血糖変動幅も極めて少ない。**
朝昼夕を通して、糖質制限食なら食後血糖値上昇が少ないので、食前・食後血糖値の変動幅がほとんどないので大変好ましいのです。これに対してカロリー制限食は、食前・食後血糖値の変動幅が大きく、血管内皮と身体代謝に負担がかかります。インスリン注射や薬を内服しても、カロリー制限食の場合は、食後高血糖のコントロールは困難ですし、厳格に治療し過ぎれば低血糖のリスクが増加します。

❸ **基礎分泌インスリンがあるていど保たれている段階なら、空腹時血糖値も改善する。**
糖尿病が発症した時点で、インスリン分泌能力はかなり低下しています。糖質制限食で膵臓のβ細胞が休養できて回復すれば、空腹時血糖値も正常になります。しかしβ細胞が一定以上死滅していたら、基礎分泌インスリンが回復しないので、空腹時血糖値が正常にまで改善することは困難です。

❹ **HbA1cが、❶、❷、❸により、速やかに改善する。**

❺ **追加分泌インスリンの必要性が極めて少ない。**
インスリンには24時間少量持続して出ている基礎分泌インスリンと、糖質を摂取したとき大量に出る追加分泌インスリンがあります。糖質制限食なら追加分泌インスリンがほとんど要らないので疲弊していたβ細胞が休養でき回復します。

❻ **中性脂肪値は速やかに改善する。**

❼ **HDLICは、増加する。**

❽ **LDLICは、低下・不変・増加と3パターンあるが半年〜1・2年で基準値となることが多い。**

❾ **薬物の使用がないか、あっても最小限ですむ。**

Introduction 04 薬を使わずに血糖値が改善する

血糖値が即座に改善

糖尿人が、糖質を一人前摂取すれば、1gの糖質が約3mg血糖値を上昇させるので、食後2時間血糖値は200mg/dlを大抵超えてきます。かく言う私もその一人であり、糖尿病を患うとはそういう事なのです。しかし糖質制限食ならせいぜい野菜分のごく少量の糖質が含まれているだけなので、食事由来の血糖値の上昇がほとんどありません。つまり私の場合、糖質を食べたら糖尿人であり、糖質制限食なら正常人というわけです。これは本書をお読みいただいている糖尿人においても、過半数で同様の効果が期待できると思います。しかも血糖降下薬などは必要なく、インスリン分泌は少なくてすみ、これまで長年追加分泌インスリンを多量に分泌して疲弊し

た膵臓のβ細胞を休ませることができます。休養を得たβ細胞が回復すれば基礎分泌も改善するので食後高血糖だけでなく、空腹時の血糖値も下がってきます。つまり糖質制限食を実行すれば、外部からインスリン注射を打つ以上の効果を得ることができるのです。しかしすでにある程度以上β細胞が死滅してインスリン分泌能力が落ちている場合は空腹時血糖値が改善しないこともあります。糖質制限食を開始して、経口血糖降下薬を中止できた人は大勢います。また自分自身のインスリン分泌能力があるていど以上残存していたら糖質制限食でβ細胞が休養を得てインスリンフリーになることもあります。なお、すでにインスリン注射や内服薬を用いている人は、自己判断で糖質制限食を開始することはさけて、まずは主治医に相談してください。インスリン注射や薬の量をそのままにして、糖質制限食を開始すると低血糖の可能性があるので充分な注意が必要なのです。

糖質制限食と経口糖尿病薬

糖質制限食なら、内服薬不要といいたいところですが、なかなかそうもいきません。勿論全く内服薬なしで普通に糖質制限食で過ごしている糖尿人もたくさんおられることでしょう。しかしお葬式とか結婚式とか旅行中とか、「自分だけ主食なしはつらい」というようなシチュエーションの時は食事直前に薬を内服する選択肢もあります。聖人君子ではありませんので、ベストよりベターで、美味しく楽しく末長くが糖質制限食です。主食摂取前30秒に「グルコバイなどα-GI剤」或いは「グルファストなど即効型インスリン分泌促進剤」それだけで効果が不足なら「グルコバイ+グルファスト」というやり方もあります。高雄病院に入院された糖尿人は、当初の1週間でコントロール良好となれば次の1週間で上述の実験をすることがあります。α-GI剤は膵臓への負担のない薬です。即効型インスリン分泌促進剤は約2時間だけ膵臓に働く薬なので、やはり負担が少ない薬です。こういう方式なら糖質制限食との相性

もいいです。読者の皆さんもそういう状況の時は主治医とご相談ください。これらに対してアマリールなどSU剤は長時間膵臓を頑張らせる薬なので、使うとしても少量が好ましいです。メトグルコ（メトホルミン）はビグアナイド剤に属する内服薬ですが、欧米では値段が安いことも含めて第一選択剤となっています。メトホルミンはUKPDSという1998年に報告されたイギリスの世界最大の2型糖尿病の研究で、高い評価を受けた薬です。日本では750mg／日までの制限がありましたが、2010年5月から欧米並みの2250mg／日まで内服OKとなりました。肝臓での糖新生を抑制するので一定の効果が期待できるし、膵臓への負担がない薬です。肝臓では空腹時などにアミノ酸や乳酸からブドウ糖を作って血中に供給していますがこれを糖新生といいます。DPP-4阻害薬は比較的新しい薬ですが、膵臓保護作用があるとされ、高血糖時には働き、正常血糖になると作用しないので、低血糖を起こしにくい薬ですが、長期の評価が待たれます。アクトスというインスリンの効きを良くする薬は、男性には膀胱がんリスクがあり、使いにくい状況となっています。

Introduction 05
糖質制限食実践とテーラーメードダイエット

> 糖質制限食の3パターン
>
> ❶ スーパー糖質制限食（糖質12％・脂質56％・タンパク質32％）
> ❷ スタンダード糖質制限食（糖質27％・脂質45％・タンパク質28％）
> ❸ プチ糖質制限食（糖質41％・脂質38％・タンパク質21％）

糖質制限食には3つのパターンがあります。スーパー糖質制限食でも12％の野菜分の糖質が含まれます。スーパー糖質制限食は三食とも主食なしで、効果は顕著で早いです。スタンダード糖質制限食は朝食と夕食は主食抜きで、昼食だけ主食（少量）を食べます。場合によって、朝主食を食べて、昼と夕は主食抜きでもいいです。プチ糖質制限食は夕食だけ主食抜きで、朝・昼は適量（少量）の主食を食べます。病気や症状により適宜使い分けます。基本的に夕食が主食なしなのは、夜は活動量が減り、筋肉や脳が血糖を消費する量が相対的に少なくなるので食後血糖値が下がりにくくなるためです。糖尿人には当然、スーパー糖質制限食が好ましいです。会社員で昼食は弁当とか定食しかないときは、スタンダード糖質制限食とするのもやむを得ないでしょう。昼食に主食を摂取せざるを得ない糖尿人は、食前にα-GI剤か即効型インスリン分泌促進剤を飲んで主食を食べるという選択肢もありますので主治医と相談してください。糖尿病患者がスーパー糖質制限食を実践する場合は、食後高血糖を防ぐため、1回の食事で摂取する糖質量は10〜20g以下が望ましいです。糖尿人にはスーパー糖質制限食が理想ですが、個人の食習慣や嗜好などに応じて選ぶとよいでしょう。ダイエット目的の場合、スーパーで体重を落として、その後プチでキープするのもありです。

Introduction_05　糖質制限食実践とテーラーメードダイエット

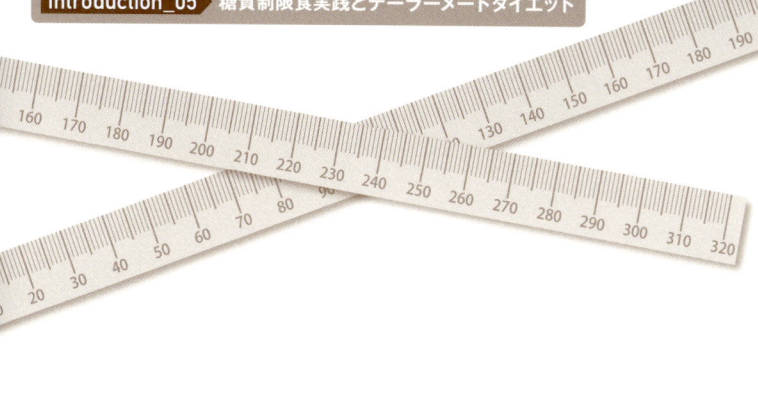

テーラーメードダイエット (tailor made diet)

食生活に興味を持って34才から始めた玄米魚菜食時代を経て、52才から切り替えた糖質制限食時代において、一人ひとりの年齢・体質・病状・嗜好にあわせた、テーラーメードの食事療法(tailor made diet)を提唱しています。症状改善だけなら、人類皆糖質制限食もありだと思うのですが、地球人口70億人を養うためには穀物は必須です。このことを踏まえて食べ分けが必要だと思います。例えば、小児、青少年、アトピーや喘息の若い人、成人でも糖尿病やメタボリック・シンドロームなどがない人なら、主食を未精製の穀物（例えば玄米）にして「高雄病院食生活十箇条」（24ページ参照）の実践でよいと思います。運動選手など日常的に運動をしている人は、ある程度の量の穀物を摂取しても、筋肉がどんどん血糖を利用するのでブドウ糖ミニスパイク（131ページ参照）も生じにくく大丈夫です。一方、読書タイプで運動をあんまりしない青少年は、未精製の穀物でもやや少量に控えておく方が無難です。すでに糖尿病を患っている人や、メタボリック・シンドロームの人は、糖質制限食がベストの選択です。糖質制限食は、糖質摂取が少ないので食後の血糖値上昇がほとんどなく、常に脂肪を燃やすエネルギーシステムが活性化しており、肥満解消にもおおいに役立ちます。糖尿人は玄米でも食後高血糖を生じるので、やはり糖質制限食です。このように「テーラーメードの食事療法」の枠組の中で考えていけば、玄米魚菜食と糖質制限食は適応対象が異なっているわけで矛盾は生じません。玄米魚菜食、糖質制限食、断食に共通する現象があります。それは食前・食後血糖値の差が少なくて、代謝が安定することです。これが各食事療法の効果という点で決定的に重要といえます。玄米魚菜食は、精製炭水化物（白ご飯や白パン）を主食とするのに比べれば、食前・食後血糖値の差は少ないので利点があります。勿論、糖質制限食なら食前・食後血糖値の差はほとんどないくらいになり、玄米魚菜食よりさらに利点があります。なお、清涼飲料水には100mlあたり、10gの糖質（砂糖やブドウ糖など）が含まれており、最も血糖値をあげてブドウ糖ミニスパイクを生じやすいので危険です。

Column 教えて！江部先生
糖質制限の誤解を解明

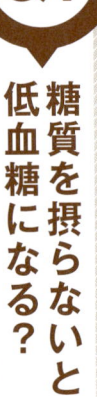

Q1 糖質を摂らないと低血糖になる？

糖質制限食実践で高血糖が改善しますが、低血糖にはなりません。何故なら肝臓でアミノ酸や乳酸やグリセロール（脂肪の分解物）からブドウ糖を作るからです。これを糖新生といいます。空腹時なども血糖値が正常の下限に近づいたら人体は糖新生で血糖値を正常に保ちます。必須アミノ酸、必須脂肪酸はありますが必須糖質はありません。

Q2 脳はブドウ糖しかエネルギー源にできない？

脳は、ブドウ糖以外にケトン体や脂肪酸の分解物をいくらでも利用します。本当にブドウ糖しか利用できないのは人体で唯一赤血球です。赤血球はミトコンドリアというエネルギー生産装置を持っていないので、ブドウ糖しか利用できません。それ以外のミトコンドリアを持っている細胞はブドウ糖以外にケトン体や脂肪酸を利用します。

Q3 コレステロールの値は大丈夫？

糖質制限食実践で、HDLコレステロール値が増加し中性脂肪値が低下し、好ましい変化が生じます。LDLコレステロール値は低下・不変・増加と3パターンがあります。低下・不変で基準値を保っていればいいですが増加は不安材料でしょう。しかし増加した場合も半年・1年・2年で基準値内におさまることが多いので心配いりません。

Q4 血糖値は改善したがやせて力が入らない

少食タイプの人が糖質制限食を実践したとき、「血糖値は改善したがやせて力が入らない」と訴えることがありますが、ほとんどの場合、摂取エネルギー不足でした。糖質さえ減らせばいいのですが、何となく脂質まで減らす習慣がある人は注意がいります。1回に多く摂れない人はナッツ類20〜30粒、果物1/3個とか間食で補います。

京都の高雄病院へようこそ

[京都の]

京都市の高雄病院へようこそ。
高雄病院は普段、糖質制限を始めるための教育入院を希望される患者さんやご予約いただいた通院患者さんのためだけに「糖質制限」献立をご用意させていただいておりますが、本日は特別にオープンさせていただきました。
まずは高雄病院給食がどんなコンセプトをもとにつくられているかをお話させていただきます。

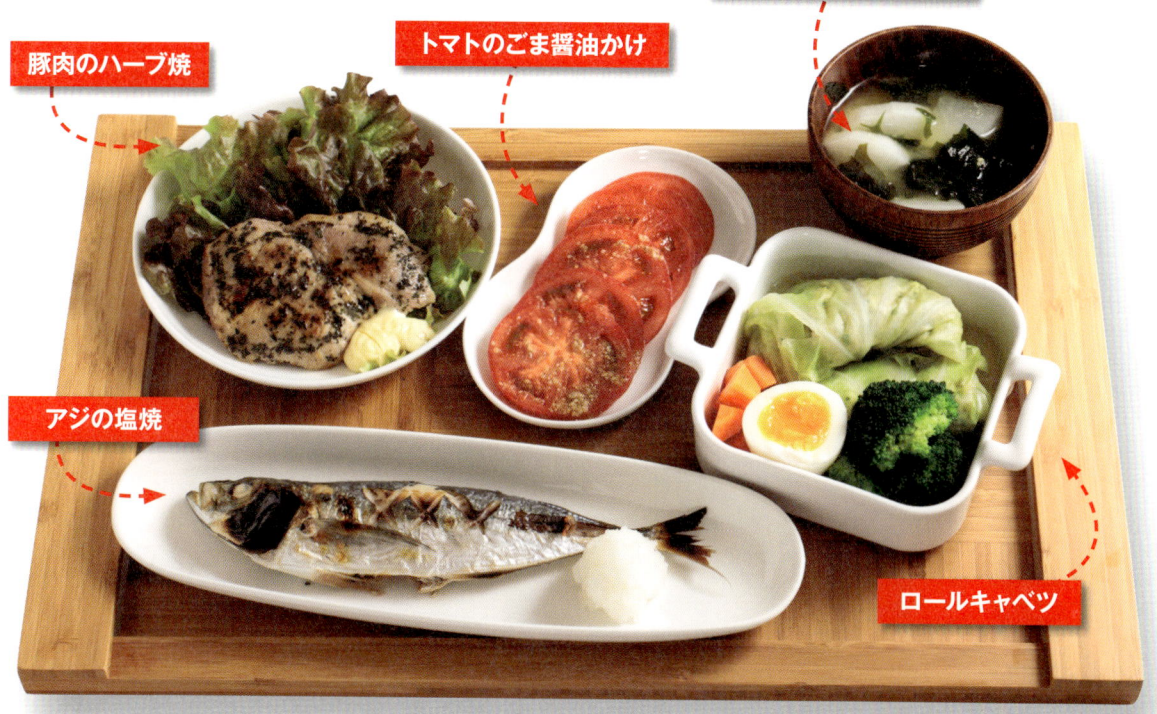

- 豚肉のハーブ焼
- トマトのごま醤油かけ
- わかめと大根の味噌汁
- アジの塩焼
- ロールキャベツ

高雄病院ってどんなところ？

Takao Hospital

糖質制限食コントロール・教育入院

高雄病院には、現在月に平均12名の糖尿人が、全国から糖質制限食治療を希望して入院されます。遠方の方は、入院して糖質制限食で糖尿病自己管理の体験をして知識を会得してもらい、退院されたら地元の医師にフォローしていただきます。京都や近くの糖尿人でも、外来で、なかなか血糖値が下がらない時などは、入院すると改善する人がほとんどですので、『コントロール・教育入院』がお奨めです。14日間あれば、コントロール・教育入院が可能です。勿論健康保険適用です。入院中はその他、内臓脂肪CTや頸動脈エコーなど、糖尿病に関連する様々な検査があります。入院して一日7〜8回、毎食前・食後の血糖値を測定する日内変動検査を行い、従来の糖尿病食と糖質制限食の血糖値の比較を行います。一日の尿をためて、尿糖測定やインスリン分泌量測定（尿中Cペプチド測定）も行います。一日尿のCペプチド測定で、トータルなインスリンの分泌量がチェックできます。早朝空腹時の血中IRI（インスリン）かCペプチド（インスリン注射をしている人はこちらを測定）を調べることで、基礎分泌のインスリンがどのくらいでているかわかります。インスリン抵抗性の検査やインスリン追加分泌能の検査もあります。管理栄養士による具体的な栄養指導もあります。糖質制限食を体験し、学ばれて、退院後は地元の病院で通院され、6ヶ月に一回くらい京都観光を兼ねて高雄病院京都駅前診療所に来て頂いている方もおられます。遠方の場合、年に一回、糖質制限食入院をされる方もおられます。入院・外来治療の実績があれば、高雄病院への電話やメールでの質問もOKです。

18

入院中の糖尿病学校プログラム

入院1日目と2日目はあえて、従来の糖尿病食（高糖質・低脂質食）を食べてもらい、薬物療法はそのまま維持して2日目に日内変動の検査をします。3日目からは、スーパー糖質制限食に切り替えるので、経口血糖降下剤は全て中止とします。インスリン注射を打っている場合は単位を1／3に減らします。いずれも低血糖予防のためです。そして入院4日目にもう1回日内変動検査をします。その後は数日間のスーパー糖質制限食実践で、コントロール良好となることがほとんどなので、次の週は、グルコバイ（100）1錠を、食前30秒に内服して、炊いたご飯2／3膳（約100g）など摂取して、食後血糖値がどのくらい上昇するかを試してみます。食後2時間で180mg／dl未満ならまあまあで、140mg／dl未満なら合格です。グルコバイだけで力が及ばない時は、「グルコバイ＋グルファスト」食前30秒に内服で試します。期間的に余裕があれば、パンやうどんなども試します。これは、退院後どうしても、或

いはやむを得ず糖質摂取せざるを得ないときのためのシミュレーションです。インスリン注射をされている時は、3〜4週間あったほうが確実に減量できます。インスリンの量は1／3以下になります。自分自身のインスリン分泌能力がある程度以上残っている糖尿人は、2割くらいの方がインスリン離脱することができます。2型だけでなく、1型の糖尿人でも、インスリンの量は1／3以下になります。同一カロリーの2回の日内変動検査により「従来の糖尿病食」と「糖質制限食」の効果の大きな差がリアルタイムに確認できます。血糖値を上げるのは糖質だけで、タンパク質・脂質はあげないということを、身をもって体験することで、糖質制限食へのモチベーションが高まります。同一カロリーでも、糖質を摂取すれば、インスリン注射や経口血糖降下剤を内服していても、食後血糖値は200mg／dlを超えることが多いですが、スーパー糖質制限食なら、薬なしで食後2時間血糖値は140mg／dl未満のことがほとんどです。勿論、個人差はあります。高雄病院では現実に、関東、北海道、九州、東海、中部、中国地方など、様々な遠方地域の糖尿人の入院も多いです。

満腹なのにダイエットもできる

Takao Hospital

肥満改善と糖質制限食の5つの利点

① 糖質制限食中は追加分泌インスリン（肥満ホルモン）がほとんど出ない。
② 糖質制限食中は常に脂肪が燃えている。
③ 糖質制限食中は肝臓でアミノ酸などから糖新生が行われ、かなりのエネルギーを消費。
④ 糖質制限食中は高タンパク食なので、特異動的作用（SDA）が増加する。
⑤ 糖質制限食中はケトン体が尿中や呼気中に排泄される。（これは少量）

インスリンは別名肥満ホルモンといわれ、中性脂肪を蓄積させる作用があります。糖質制限食ならステーキを食べている最中にも体脂肪が燃え続け、肝臓でアミノ酸から糖新生を行っています。さらに高蛋白食となるので、摂食時の特異動的作用（SDA）が通常食に比べて増加します。食事をしたとき体内に取り込まれた栄養素は一部が体熱となって消費され、これをSDAと呼びます。SDAによる消費エネルギーは、実質吸収エネルギーの、糖質では6％、脂質では4％、タンパク質で30％です。このように一方では脂肪が燃え続け、他方では糖新生の過程でもかなりのエネルギーを消費しますから、3食とも主食（糖質）を食べている人の代謝リズムとはまったく異なったものになります。少なくとも同一摂取カロリーなら、①②③④⑤の5つの利点により、糖質制限食のほうがカロリー制限食（高糖質・低脂質食）より体重減少効果が高いのです。糖質制限食を3カ月〜半年続けていると、体細胞のケトン体利用効率が高くなり血中ケトン体が高値でも利用され、腎臓の再吸収も高まるので尿中や呼気中に排泄されなくなります。

20

カロリー制限食（高糖質・低脂質食）の欠点

糖質を摂取すれば血糖値が急上昇し、インスリンが大量に追加分泌されます。インスリンの作用により脂肪は燃やす方向から蓄える方向にベクトルが変わります。糖質摂取で血糖値が上昇するので、肝臓の糖新生はストップします。高糖質食となるので、特異動的作用（SDA）は糖質制限食に比べ、減少します。脂肪分解がストップするので、血中ケトン体は減少し、尿中や呼気中へのケトン体の排出もなくなります。

このように、たとえ低カロリー食でも糖質を摂取してしまうと右記の①②③④⑤の5つの利点は、即全て失われるので肥満しやすいのです。単純には摂取エネルギーが消費エネルギーを上回れば太る、下回ればやせます。

通常のカロリー制限食（高糖質食）なら、「消費エネルギー＝基礎代謝＋運動エネルギー＋特異動的作用（SDA）」となります。糖質制限食なら、これに加えて「肝臓の糖新生でエネルギーを消費↓基礎代謝の増加」と「高蛋白食による亢進した特異動的作用（SDA）」と「尿・呼気中ケトン体でエネルギーを消失」が、追加されます。

それでは6ページで紹介した『ニューイングランド・ジャーナル』の文献を考察します。イスラエルの322人の成人を、❶低脂肪食（カロリー制限あり）、❷オリーブ油たっぷりの地中海食（カロリー制限あり）、❸低炭水化物食（カロリー制限なしのアトキンス式ダイエット）の3群にわけて2年間経過を追いました。まず低脂肪食と地中海食にはカロリー制限ありですが、低炭水化物食（糖質制限食）にはカロリー制限なしというハンディキャップがあります。それにもかかわらず、2年間経過したとき3グループの中で、低炭水化物食が最も体重減少効果が高く、HDLコレステロール値も増加していました。結局、2番目に効果が良かったのは地中海食でした。体重減少目的に従来一番推奨されてきた低脂肪・カロリー制限食は最下位に沈んだのです。この研究は「ためしてガッテン」レベルのお話しではなくて、RCT研究（無作為比較試験）であり、世界で最も権威のある『ニューイングランドジャーナル』に掲載という信頼度の高い論文の一つです。

患者さんの喜びの声
「糖質制限」で糖尿病も肥満も改善!!

Case 01

 2ヶ月間で、HbA1c7.4%が5.8%に。素晴らしい改善です。

K.Kさん | 男性 | 57歳 | 自営業 | 身長：179cm | 体重：80kg | -8kg → 現在の体重：72kg

病気になる前の生活

食事は基本的に朝食抜きで、昼・夜はたっぷりと食べていました。好きだったメニューは、かつ丼・すし・ラーメンや、ケーキ・シュークリームなどの洋菓子系。酒はビールや日本酒を好み、今思えば糖質の摂り過ぎでした。ジュース類は基本的にあまり飲みませんでしたが、コーヒーには砂糖を入れていました。

病気に気づいたとき

2007年4月の人間ドッグにて、空腹時血糖値が157mg/dl、HbA1cが7.4%であり、糖尿病であることが判明。自覚症状はなく、強いて言うならば、夜に咽喉の渇きが多少あった程度でした。

近所の病院にいくと、"カロリー制限・禁酒・禁煙"を指導され、禁煙は現在も続行中です。

糖尿病についていろいろ勉強をしていくなかで、ネットにて江部先生の「糖質制限食」ブログ、「ドクター江部の糖尿病徒然日記」を見つけました。非常に理論的であり、納得できると感じ、高雄病院へ連絡をしてみました。ただ、江部先生の診察は3ヶ月待ちでした。そのため、それまでの間は、本やブログに載っている理論にならい、==ビールはやめて発泡酒スタイルフリーに、日本酒は焼酎に変えてみたり、夕食のご飯はやめて、おかずを多めに食べるなどの移行を始めてみました。==

Case 02

 5ヶ月間で、HbA1c10.3%が5.0%に。驚異的な改善です。

井上 和子さん | 女性 | 44歳 | トリマー | 身長：162cm | 体重：64kg | -6kg → 現在の体重：58kg

病気になる前の生活

主婦業・子育て・仕事・愛犬の世話などで忙しい毎日を過ごしていました。そのため、食事は1皿で野菜も主食も摂れる、焼きそば・焼きうどん・お好み焼きなどが必然的に多かったような気がします。飲み物は無糖コーヒーや紅茶、お酒はビールや日本酒が好きでした。体重計には基本的に乗りませんでしたが、いつだったか目盛が70kgを指していた記憶があります。

病気に気づいたとき

ある日トイレに行った際、自分のオシッコのニオイが気になったほか、急に汗をかくようになりました。このとき41歳だったので、更年期障害なのかな？と思いました。また、体中が痒くなり、動物病院内でトリマーをしていたので、動物から何か感染したのかとも思いました。

==この頃から異常に咽喉が渇きはじめ、仕事中にペットのシャンプーをしている際も、目の前のシャワーのお湯でもいいから、がぶ飲みしたくなる衝動にかられたほどです。==多量の水分を摂っているため、夜は30〜60分置きに起きてトイレに行き、ベッドに戻る前に1ℓのオレンジジュースをがぶ飲みしていました。そんな状態が3日ほど続き、睡眠不足に悩み、ネットで自分の症状を調べたところ、糖尿病かもしれない…と思い、近所のクリニックを受診しました。

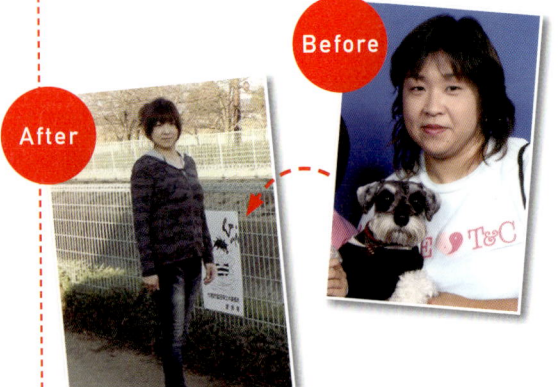

食べものの選び方と工夫

　理論的に納得いくまで研究するタイプなので、自分でも血糖測定器を購入し、食前・食後の血糖値の差をはかってみました。結果、ステーキ200g（1000kcal）を食べても血糖は全く上がらず、食パン1枚（160kcal）を食べたら血糖値は80mgくらい上がり、カロリーは関係ないことがよくわかりました。「糖質制限」をしていると、エンゲル係数が上がったな…と感じるときがあると思います。でも、焼き肉やしゃぶしゃぶの食べ放題を利用したり、単品でおかずが選べて主食抜きにできる『まいどおおきに食堂』に行ってみるなど、お店を選べば負担も相当ラクになるはずです。

　自宅での調理では、基本中の基本ではありますが、砂糖の代わりにはラカントSを使うと、いままでと変わらない味わいが楽しめます。

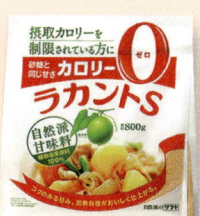

スタンダード糖質制限を始める

Case 01 その後

　待ちに待った2007年6月の江部先生の診察では、2ヶ月間の自己流糖質制限食が功を奏したか「血糖値が112mg/dlで、HbA1cが5.8％と改善していました。この程度なら、すぐに良くなりますよ」と言っていただきました。

　江部先生の指導のもと選んだ食事法は、昼食時の糖質制限が難しいことを加味していただき、3食のうち朝食と夕食の主食を抜く「スタンダードタイプ」になりました。糖質制限をしない昼食は、グルコバイ100mgを飲んで普通に食べ、食後30分したら30分間一生懸命早歩きをし、食後高血糖を防ぎました。ただ昼食内容も、今までだったらラーメンとチャーハンの大盛りを食べていたところを、ラーメンとチャーハンは半分だけ食べるなど、無理のない範囲で多少は「糖質制限」を心掛けていました。体重は糖質制限を始めて3ヶ月経過した頃には自然と8kg減り、72kgになりました。現在もこの体重を維持しているので、72kgが自分のベスト体重なのだと思います。

糖尿病を宣告されて

　近所のクリニックで検査したところ、血糖値が402mg/dlもありました。HbA1cは10.3％でした。そして尿中ケトン体が（4＋）もでていました。体重はダイエットしたわけでもないのに、激ヤセして64kgまで減少していました。今から思えばかなり重症の糖尿病だったようです。医者もデータを見て驚いて「この高血糖状態で、尿中ケトン体まで陽性で、よく糖尿病昏睡にならなかったですね。危ないところでした。」と仰有いました。

　あとで知りましたが糖尿病ケトアシドーシスという命にかかわる大変こわい合併症があり、その一歩手前くらいで助かったようです。クリニックから病院を紹介してもらい、まずは2008年のゴールデンウィークに1週間ほど教育入院することになりました。入院時の食事は、おかゆと和食のおかずでした。
このときから、「インスリン」注射を開始し、「アマリール」を飲み始めました。また、医者からはもう少しヤセるよう指示されました。

糖質制限との出合い

　退院から2週間後、「ヤセないし治らない」と絶望的な気持ちでネットをみていたときに、江部先生の「糖質制限食」のブログ「ドクター江部の糖尿病徒然日記」を見つけました。"インスリン注射をしている糖尿病患者は低血糖の恐れがあるので「糖質制限食」は主治医と相談して慎重に行う必要があります"と書いてありましたが、どうせ私はいずれ脚を失ってしまうかもしれないほどの病状なのだから、いちかばちかやってみようと思いました。

　糖質制限食を始めてすぐに体重は落ちていきましたが、退院後1ヶ月目に血糖値が改善したからと5月末にインスリン注射を中止できてからは、驚くほどスイスイと体重が減少していきました。

Case 02 その後

　経過は順調で、2008年6月にはHbA1c7.7％、7月には5.8％で、まずアマリールを中止して、8月末にはメルビンも中止できて、薬は全て中止できました。9月にはHbA1c5.0％、空腹時血糖値91mg/dlとなりました。

　体重は、一時56kgまで落ちましたが、現在は58kgくらいで落ち着いて、体調はすこぶる良好です。

2010年3月4日、高雄病院初診

　2年間自力でスーパー糖質制限食を実践して、血糖コントロール良好を保ちました。
高雄病院初診時には空腹時血糖値94mg/dl、HbA1c4.9％と正常値でした。

　そのままスーパー糖質制限食を続けて、2011年11月の検査でもHbA1c5.0％　空腹時血糖値105mgと良好です。

知っておきたい！「糖質制限」生活10箇条

糖質制限食の心得と注意

糖質制限食とは、米飯・めん類・パンなどの米・麦製品や芋類などの糖質が多い食品を制限し、肉や魚介や豆腐や葉野菜などをしっかり摂取する食事療法です。簡単にいうと、いわゆる主食を抜いておかずばかり食べるというイメージです。勿論、砂糖入りのお菓子やケーキはNGですし、甘くなくてもおかきや煎餅など糖質の多いものはNGです。脂質やタンパク質は食べ放題なので、カロリー制限食に比べてとても楽に実行できるのが特徴です。糖質制限食を始めると、リアルタイムに血糖値が改善するため、経口血糖降下剤の内服やインスリン注射をされている糖尿人は、低血糖の心配があります。必ず主治医とご相談ください。一方、薬を使用してない糖尿人やメタボ人は、低血糖の心配はほとんどないので、自力で糖質制限食を実践して糖尿病やメタボ改善を目指していただけば幸いです。血液検査で血清クレアチニン値が高値で腎障害がある場合と、活動性の膵炎がある場合は、糖質制限食は適応となりませんのでご注意ください。糖質制限食は相対的に高タンパク・高脂肪食になるので、腎不全と活動性膵炎には適応とならないのです。肝硬変では、糖新生能力が低下しているため適応となりません。なお腎機能が正常な人が高タンパク食で悪化したという報告はありません。機能性低血糖症の場合、炭水化物依存症レベルが重症のとき、糖新生能力が低下していることがあり、まれに低血糖症を生じるので注意が必要です。また、どのような食事療法でも合わないがあります。糖質制限食もその一つですので、合わないとご自分で判断されたら中止していただけば幸いです。

京都の 高雄病院へようこそ

「糖質制限」生活10箇条

Method 01 タンパク質や脂質はOK！

お肉や脂ののったお魚が食べ放題で、豪華！

脂質やタンパク質は食べ放題なので、カロリー制限食では満足するまで食べることはほとんど不可能なビーフステーキ、焼き肉などもOK食品です。時に糖質を制限して、なおかつ従来の習慣で脂質も制限して「食べるものがない」と仰有る方がおられますがそれは誤解です。カロリー制限食に比べたら、脂ののったブリやトロ、旬のサンマ、豆腐、湯葉、納豆、チーズなど、脂質・タンパク質が主の食材はたくさんあります。魚：肉の摂取比率は1：1くらいがよいと思います。ハワイの日系人のデータでは脂肪摂取量120ｇ／日くらいかそれ以上が総死亡率が一番低く、40ｇ／日以下だと急速に総死亡率が上昇します。なおカロリー無制限ではなく、身長・体重・性別などで適正量を摂取して下さい。

「糖質制限」生活10箇条

Method 02 糖質は極力食べない！
食べるのなら未精製の穀物を少量

穀物、芋などデンプンや砂糖はNG食品

糖質は極力食べないのですが、野菜にも少量の糖質が含まれているので、スーパー糖質制限食でも約12％の糖質が含まれることになります。「炭水化物＝糖質＋食物繊維」で、食物繊維は人体に吸収されません。精製炭水化物は食物繊維が少なくなっていて、正常人でも血糖を急激に上げやすくブドウ糖ミニスパイク（131ページ参照）を起こすので危険です。人類が誕生して700万年ですが、精製された炭水化物が登場してわずか200～300年です。食べてすぐ急激に血糖値を上げ、インスリンを大量に分泌させるような食品は、700万年の人類の歴史でいまだ経験したことのないものです。やむをえず摂取するときは、運動量に応じて適量の未精製の穀物とします。運動量が少ないほど少量とします。

「糖質制限」生活10箇条

Method 03 果汁・清涼飲料水は飲まない！
牛乳・ヨーグルトは100㎖／日（糖質5g）に留める

カロリーのある飲み物は原則として飲まない

飲料水ですが、基本的にはカロリーのあるものは飲まないようにします。お茶とかお水がベストです。カロリーゼロや糖質ゼロの人工甘味料入りの飲料水は、350㎖2本くらいまではOKです。カロリーがあるもので例外は成分無調整の豆乳です。100㎖中1・45g程度の糖質なので、200㎖くらいは許容量。牛乳も100㎖中の糖質は5gなので厚生労働省のいう低糖質食品なのですが、200〜500㎖はすぐ飲んでしまう人もあり、血糖値が上昇してしまいます。糖質を含む食品の中で最も危険なのが清涼飲料水で、100㎖中に10gの糖質が含まれていて固形物より急峻に血糖を上げます。

ちなみに、2009年、米国飲料協会が、公立小中学校でのエネルギー量（糖質）の多い清涼飲料水の発売を、全面停止しました。

「糖質制限」生活10箇条

Method 04 野菜・海藻・きのこはOK！
ドライフルーツはNG。果物は少量にする

葉野菜はOK。根菜は△、昆布はNG

700万年の進化の歴史において、野菜は日常的に摂取していたと思います。このことは、人類がビタミンCを体内で合成できないことからも、推察できます。動物性食品だけの摂取では、ビタミンCが必ず不足します。従って、スーパー糖質制限食で野菜を摂取することは、ビタミンC確保の意味からも重要な意味を持っています。つまり、適量の野菜（最低ビタミンC必要量）は、必ず摂取しなければなりません。ただ、大量の野菜は、糖質量が増えるので要注意です。キャベツや白菜などの葉野菜は100gあたりの糖質含有量はそれぞれ3・4g、1・9gと低糖質食です。しかし、キャベツ小1個が700gですから、量には注意が必要なのです。根菜は糖質が多いので、食べないか、少量に留めます。

「糖質制限」生活10箇条

Method 05 油脂はオリーブ油やエゴマ油を使用 マヨネーズ、バターはOK！

オレイン酸・αリノレン酸・EPAを摂取

日本脂質栄養学会は日本人のリノール酸摂りすぎを是正する方向で、栄養指導するように提言しています。リノール酸摂りすぎの害（心臓・脳血管系疾患、欧米型がん、アレルギー性疾患、その他炎症性疾患）が明らかになってきています。リノール酸は必須脂肪酸でαリノレン酸と共に食物から摂取する必要がありますが、2gくらいでよいところを10～20gくらい摂っています。ほとんどの植物油の主成分がリノール酸ですので注意が必要です。

積極的に摂取してよい油脂は、オリーブ油（オレイン酸が主成分）、エゴマ油（αリノレン酸が主成分）や魚油（EPA・DHA）です。マヨネーズ・バターはOKです。なお日本脂質栄養学会は動物性脂肪に関しては、安全であるとの見解です。

「糖質制限」生活10箇条

Method 06 お酒は焼酎、ウイスキーなどの蒸留酒を飲む 糖質ゼロ発泡酒、辛口赤ワインはOK！

蒸留酒には糖質なし、醸造酒には糖質あり

従来の糖尿病食では、飲酒は極力控えるよう指導されますが、糖質制限食では飲酒を制限していません。アルコールは血糖値を上昇させず肥満の原因にもならないからです。ただし、お酒の種類は選ぶ必要があります。ビールや日本酒、紹興酒などの醸造酒には糖質が含まれています。飲むなら、糖質を含んでいない焼酎やウイスキーなどの蒸留酒にします。ワインは、糖質の少ない赤ワインを選びましょう。白ワインでも超辛口ならOKです。糖質ゼロ発泡酒や糖質ゼロ日本酒もOKです。カクテルもジンベースのギムレット、ジンライム、ジンリッキー、マティーニやウオッカベースのブラディーメアリー、ウォッカマティーニなら適量大丈夫です。大量飲酒で低血糖になることもあるので、あくまでも適量です。

「糖質制限」生活10箇条

Method 07 間食・おつまみはチーズ類やナッツ類を適量ならOK!

1回の間食の糖質量は5g以下で1日3回まで

間食としてナッツ類(アーモンド、カシューナッツ、ピーナッツ…)を20〜30粒程度なら糖質が約3〜5gですので、一日に2〜3回。6Pチーズ1回に2個を1日に2〜3回。ビーフジャーキー、サラミやコンビーフ、ツナ、マグロ、カツオ、カキ、ホタテ、豚肉、アスパラなどの缶詰、乾物のホタテ、干しエビ、ちりめんじゃこ、スルメ、鮭トバ、丸干しなど。あと甘いものが欲しいとき糖質ゼロゼリーがスーパーで売ってます。

さらに糖質制限食OKのケーキ、チョコレート、クッキー、アイスクリーム、お好み焼き、イカの煎餅、こんにゃくラーメンなどが、糖質制限ドットコム(http://www.toushitsuseigen.com/)で手に入ります。

「糖質制限」生活10箇条

Method 08 甘みはラカントSや、パルスイート(カロリーゼロ)を使用

甘味料はエリスリトールが一番安全

普通に簡単に手に入って、糖質制限食OKの甘味料はサラヤの「ラカントS」、味の素の「パルスイートカロリーゼロ」、浅田飴の「パルスイートスリム」です。いずれも主成分はエリスリトールです。エリスリトールは糖アルコールに属していて安全性は高いです。マルチトール、キシリトールなど他の糖アルコールもよく甘味料として使用されますが、血糖値を上げないのはエリスリトールだけで、厚生労働省お墨付きです。ほとんどが体内に吸収されるので、糖アルコールの中で最も下痢を起こしにくいです。厚生労働省特別用途食品に指定されている、マービーという甘味料がありますが、マルチトールを100%使用しており、血糖値を砂糖の1/2〜1/3程度上昇させますので注意が必要です。

「糖質制限」生活10箇条

Method 09 果物は季節の旬のものを少量

アボカドはOK、他の果物は△なので少量に

果物は季節の旬のものを少量とするのが原則です。その中でアボカドは、100g（1個）あたりの糖質含有量が0.9gと圧倒的に少ないので、糖尿人が普通に摂取してもよい唯一の果物です。その他、100gあたり糖質10g以下の果物は、いちご、パパイア、グレープフルーツ、夏みかん、はっさく、メロン、ももなどです。

それぞれ、いちご7粒、パパイア1/2個、グレープフルーツ1/4個、夏みかん1/4個、はっさく1/3個、メロン1/8個、もも中くらい2/3個くらいなら、1回の摂取量での糖質は10g以下です。果物の糖質は穀物の糖質に比べ、血糖値の上昇は約半分です。なおドライフルーツは水分がとんで、糖質が濃縮され、高糖質食品となるのでNGです。

「糖質制限」生活10箇条

Method 10 美味しく楽しい食生活を目指し、できるかぎり安全な食品を選ぶ

長く続けるのが大切、食品添加物は少なめに

食品添加物の多くは安全性が確認してあります。腐敗を防止したりするので、食品を加工・製造するうえでは必要不可欠なものです。実は医薬品の注射薬にも腐敗防止のため添加物がほとんど入っています。ともあれ食品添加物は人体に必要なものではないので、必要最小限の摂取にとどめるようにすればいいと思います。現代文明社会で食品添加物ゼロで暮らしていくのは至難の技です。スタンスとしては、真っ黄色の漬け物や、化学合成添加物満載のジャンクフードなどはできるだけ避けて食べればいいと思います。鮮度のよい旬の食材を食べれば、美味しいし添加物もないです。もっとも冷凍技術が格段に進歩したので、シーフードなど新鮮さをおとさずに長期保存が可能な時代で良かったです。

おぼえておきたい！食べていい食品・避けるべき食品

GIが低くても糖尿人には炭水化物はNG

GI（Glycemic Index 血糖指数）は血糖上昇反応度とも言われます。糖質50gを含む食品を摂取した後の、血糖値の上昇カーブ面積を2時間追って、基準となる食品（ブドウ糖50g）を摂取した後の血糖値の上昇カーブ面積と比較し、パーセントで表した数字です。ブドウ糖のGI値が100となります。GIが高い食品ほど食後の血糖が急激に上昇します。

炭水化物は、糖質と食物繊維を合わせた栄養素です。炭水化物食品には、消化吸収されやすいものとそうでないものがあり、それを示す指標です。吸収が早い炭水化物食品は、すぐに消化されてブドウ糖になり吸収され、血糖値を上げます。GI値はブドウ糖が100、食パンは75、炊いた白飯は73、炊いた玄米は68、うどんは55、バナナ51、スパゲッティ49で、この値が高いほど血糖値を上昇させやすい食品ということです。GI値は、70以上は高い、56〜69が中等度、GI55以下は低い、と評価されています。ただし、それは健常人にいえることで、糖尿人の場合は、たとえGI値が低い食品でも200mg/dlを超える食後高血糖になる可能性が高く、避けることが必要です。それでも、糖質制限食のスタンダードやプチで主食をとる場合は、白米や白いパンより、玄米やスパゲッティなどのGI値の低いものを選ぶほうがほんの少しマシです。例えば糖尿人である私が、玄米を1膳食べるとピークの食後血糖値220mg/dlくらいが、白米1膳だと240mg/dlくらいまで上昇します。少々の差はありますが、いずれも200mg/dlを超えてしまうので臨床的意味は少ないのです。

意外なものに含まれる糖質

糖質制限食でも、野菜は重要な食材ですが、多少の注意が必要です。野菜類にも糖質が少量含まれており、なかには含有量が多いものもあるからです。

まず大雑把には葉野菜はOKで根菜が要注意です。おすすめなのは、ほうれん草、白菜、水菜などの葉野菜です。糖質量はわずかなので、大量に食べないかぎりは、問題ありません。注意したいのが、玉ねぎ、ゴボウ、百合根、レンコン、ニンジンなどの根菜類です。これらの野菜には、糖質が多めに含まれているので、摂りすぎないよう気をつけてください。例えば玉ねぎ中玉1個が200gですが、100g中の糖質が7・2gなので、炒めて丸ごと食べれば15gの糖質量です。カボチャは果菜に属し、特に糖質量が多いのでNGです。乳製品は、糖質制限食でよく摂取します。ただ、乳製品の原料である牛乳には乳糖という糖質が含まれていますから血糖値を上げます。成分無調整の牛乳なら、100g中約5gの糖質で厚生労働省のいう低糖質食材なのですが、牛乳としてゴクゴク飲むと、200〜500ccも飲んでしまいます。無糖ヨーグルトも、食べる量に気をつけて、食べるタイプを選び、食べる量に気をつけてください。

糖質は目に見えないところにもよく使われています。とくに日本料理や中華料理は砂糖を日常的に調理時の味付けに使っている店が多いので注意が必要です。焼き肉そのものはOKなのですが、甘辛いたれには多くの砂糖が入っています。フライや天ぷらの衣には、小麦粉が使われています。ウスターソース、トンカツソース、ポン酢にも砂糖が含まれています。レストランでハンバーグを食べるとき、つなぎの少量の小麦粉はやむを得ないとしても、かけてあるソースが砂糖たっぷりです。私はソースなしにしてもらい、醤油でたべるようにしています。野菜サラダも同様でドレッシングに砂糖がたっぷりなので、なしにしてもらいマヨネーズを頼むことにしています。外食で調味料の糖質を全て排除するのは、まず無理ですし、糖質が含まれていることを意識したうえで、摂りすぎに注意しましょう。

家庭では、糖質制限OKのポン酢やソースやドレッシングを常備しておきましょう。60ページの「糖質制限ドットコム」で調達可能です。

食べていい食品と避けるべき食品

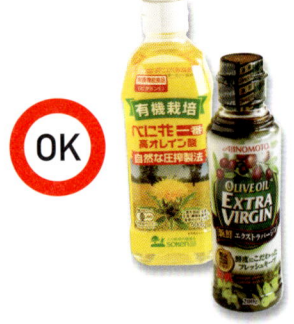

OK 高オレイン酸油、オリーブ油
オリーブ油の主成分はオレイン酸で、心臓病や糖尿病の抑制効果が

OK キューピーマヨネーズ
キューピーの「マヨネーズ」は砂糖を使っておらず、1食分（15g）当たりの糖質は0.1gしかありません。また、脂肪酸組成は、約53%が体に良い「オレイン酸」でオススメです

食べて良い食品

肉類	魚介類	乳製品	卵	豆類	野菜類	種実類	きのこ類	海藻類	調味料	油脂類	嗜好飲料	芋類	果物類
加工品（ハム、ベーコン、ソーセージ、コンビーフ）※砂糖が入っているものは避ける　牛肉　豚肉　鶏肉　羊肉　その他肉	魚類　貝類　エビ　カニ　タコ　イカ　水煮缶詰　油漬け缶詰	チーズ　生クリーム　バター ※砂糖が入っていなければOK	鶏卵　うずら卵	大豆（ゆで）　無調整豆乳　大豆製品（豆腐、油揚げ、湯葉、納豆、おから）	あさつき　春菊　にら　グリーンアスパラ　しょうが　ねぎ　ホワイトアス パラ　ずいき　のざわな　三度豆　せり　白菜　うど　セロリー　パセリ　えだまめ　ぜんまい　ピーマン　きぬさや　貝割れ大根　ふき　スナップエンドウ　大根　ブロッコリー　オクラ　タケノコ　ほうれん草　かぶ　たまねぎ　みつば　カリフラワー　チンゲンサイ　みょうが　キャベツ　つるむらさき　もやし　きゅうり　冬瓜　モロヘイヤ　トマト　レタス　小松菜　ミニトマト　サラダ菜　ししとうなす　わけぎ　しそ　菜の花　わらび　トマトジュース	ごま　カボチャの種　くるみ　まつの実 ※食べすぎに注意	えのき　きくらげ　しいたけ　しめじ　なめこ　エリンギ　ひらたけ　まいたけ　マッシュルーム　まつたけ	あらめ　のり　ひじき　わかめ　寒天　ところてん	しょうゆ　みそ（白みそ以外）　塩　酢　マヨネーズ　香辛料	オリーブ油　ごま油　バター　ラード　ヘッド	焼酎　ウイスキー　ブランデー　ウオッカ　ジン　ラム　糖質0の発泡酒　お茶類（緑茶、麦茶など）　コーヒー（砂糖なし）　紅茶（砂糖なし）	こんにゃく	アボカド

OK ラード、バター
「ラードやバターなどの動物性脂は体に悪い」は、大きな間違い。ラードはオレイン酸が豊富で、植物油に比べ酸化しにくい特性があります

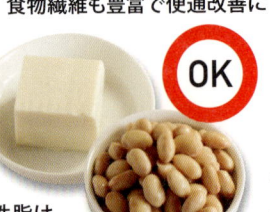

OK 大豆水煮、豆腐
大豆製品は、糖質が少なく高タンパク。腹持ちも良いのでとても重宝。食物繊維も豊富で便通改善に

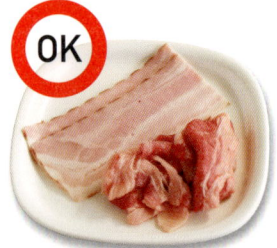

OK 牛肉（脂身つき）、ベーコン
牛肉やベーコンの脂の主成分は、オリーブ油と同じオレイン酸。ただし、加工品は、添加物の少ないものを選んで

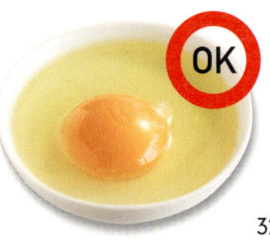

OK 卵
「卵を食べるとコレステロールが増える」は間違い。卵は栄養価の高い食品なので、糖質制限食では積極的に摂取すべし

京都の高雄病院へようこそ

れんこん、ごぼう ❌NG
実は糖質が豊富な食品

にんじん、かぼちゃ ❌NG
健康的なイメージがありますが、糖質が多いので制限を

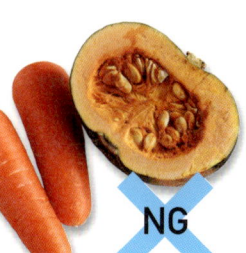

イモ類 ❌NG
甘くない物にも糖質は含まれます。「デンプン＝糖」です

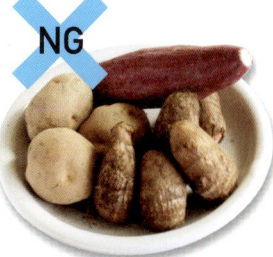

餃子の皮 ❌NG
薄いので糖質が少ないイメージがありますが、1枚に3.3gの糖質が含まれてるので要注意

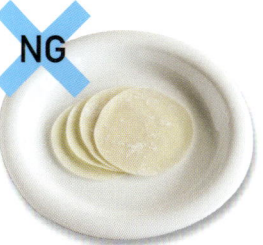

要注意食品（△は控えめに摂取するもの）

肉類	魚介類	乳製品	豆類	野菜類	種実類	きのこ類	海藻類	調味料	嗜好飲料	穀類	芋類	果物類	菓子類
練り製品（かまぼこ、ちくわ等）△　味付け缶詰　※でんぷん・砂糖が多いのでNG	佃煮類　味付け缶詰	牛乳　ヨーグルト（無糖）△　ヨーグルト（加糖）　調整豆乳	大豆（いり豆）△　きな粉△　いんげん豆（金時豆、うずら豆等）　小豆	かぼちゃ　くわい　そらまめ　とうもろこし　ゆりね　れんこん　ごぼう　にんじんジュース　甘酢漬け等甘い味付けの漬物　※糖質が多いので注意	アーモンド△　ピスタチオ△　ひまわりの種△　マカダミアナッツ△　ピーナッツ△　カシューナッツ△　ぎんなん・栗　ピーナッツバター	佃煮類　※でんぷんが多いのでNG	佃煮類（佃煮のりなど）	ウスターソース　トンカツソース　甘みそ（白みそ）　コンソメ　顆粒風味調味料△　酒粕　オイスターソース・ケチャップ　チリソース　カレールウ　ハヤシルウ　シチューのルウ　焼き肉のたれ　ポン酢　めんつゆ　だししょうゆ　砂糖　はちみつ　みりん	清酒　紹興酒　梅酒　ビール　発泡酒　ワイン（赤ワインは△）※2、3杯ならOK　白酒　※1/3が糖質でNG	米（ごはん、粥、もち）　小麦（パン類、麺類、小麦粉、ぎょうざ等の皮）　そば　コーンフレーク　ビーフン	さつまいも　里芋　じゃが芋　くず粉　くずきり　コーンスターチ　春雨　マロニー　山芋　片栗粉	旬の果物　バナナ　ドライフルーツ（レーズン、プルーン等）　ジャム　缶詰類（シロップ煮、シロップ漬）　ジュース類	砂糖の入った菓子類（洋菓子、和菓子、ゼリー、アイス類等）　スナック菓子（ポテトチップス等）　米菓子（おかき、あられ等）　清涼飲料水（100％果汁、スポーツドリンクも）

《SJT食品表（財）高雄病院（2011年1月）》

カレールー（カレー、ホワイト） ❌NG
小麦粉と砂糖が大量に使われているので不可

そば、春雨 ❌NG
低カロリーですが、糖質が多く糖質制限には向きません

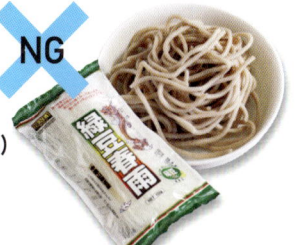

はちみつ、黒糖 ❌NG
体によさそうですが、糖には変わりありません。血糖値は上がります

バナナ、りんご ❌NG
ショ糖、ブドウ糖、デンプンなどの糖質多し！少量なら可

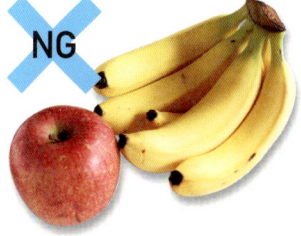

Column

食品のラベル表示で糖質チェック

江部先生お気に入りのミックスナッツ。コンビニなどで購入できます。

栄養成分表（可食部100g当たり）

エネルギー	651 kcal
たんぱく質	17.2 g
脂 質	57.0 g
糖 質	14.3 g
食物繊維	6.2 g
ナトリウム	162 mg
鉄	4.0 mg
ビタミンE	9.0 mg

当社調べ

食品を選ぶ時のポイント

「炭水化物＝糖質＋食物繊維」です。食物繊維は人体に吸収されないので血糖値を上げません。食品のラベルに糖質と食物繊維の表示があれば大変助かるのですが、大抵は炭水化物のみの表示です。食物繊維が多いのは、ナッツ類、キノコ、海藻類、豆類です。野菜の食物繊維はこれらに比べればやや少ないです。スーパーの惣菜パックなどの裏のラベルに炭水化物のグラム数が表示されていますが、これをおよその糖質量とみなします。

「糖質ゼロ」食品の時代

最近嬉しいことに世の中に糖質ゼロの食品が増えてきました。まずは糖質ゼロ発泡酒や日本酒があります。糖質ゼロの清涼飲料水やコーヒーもあります。糖質ゼロのゼリーも売っています。さて「糖質ゼロ」、「糖類ゼロ」は、「糖質ゼロ」とは異なり、糖質制限OK食品ですが、100g中に糖質が0gという意味ではありません。糖質ゼロ表示なら、栄養表示基準に基づき「100ml中糖質0・5g未満を、糖質0（ゼロ）で表示してOK」です。例えば糖質ゼロ発泡酒は、カロリーはありますが、100ml中0・5g未満ですが、0・4g含まれている可能性はあるのです。同様にカロリーゼロという表示は、100mlあたり5kcal未満であることを意味していて、100mlあたり0kcalということではありません。健康増進法における栄養表示基準では栄養成分表示を行う場合、基本表示は〈エネルギー、タンパク質、脂質、炭水化物、ナトリウム〉の5成分表示とされています

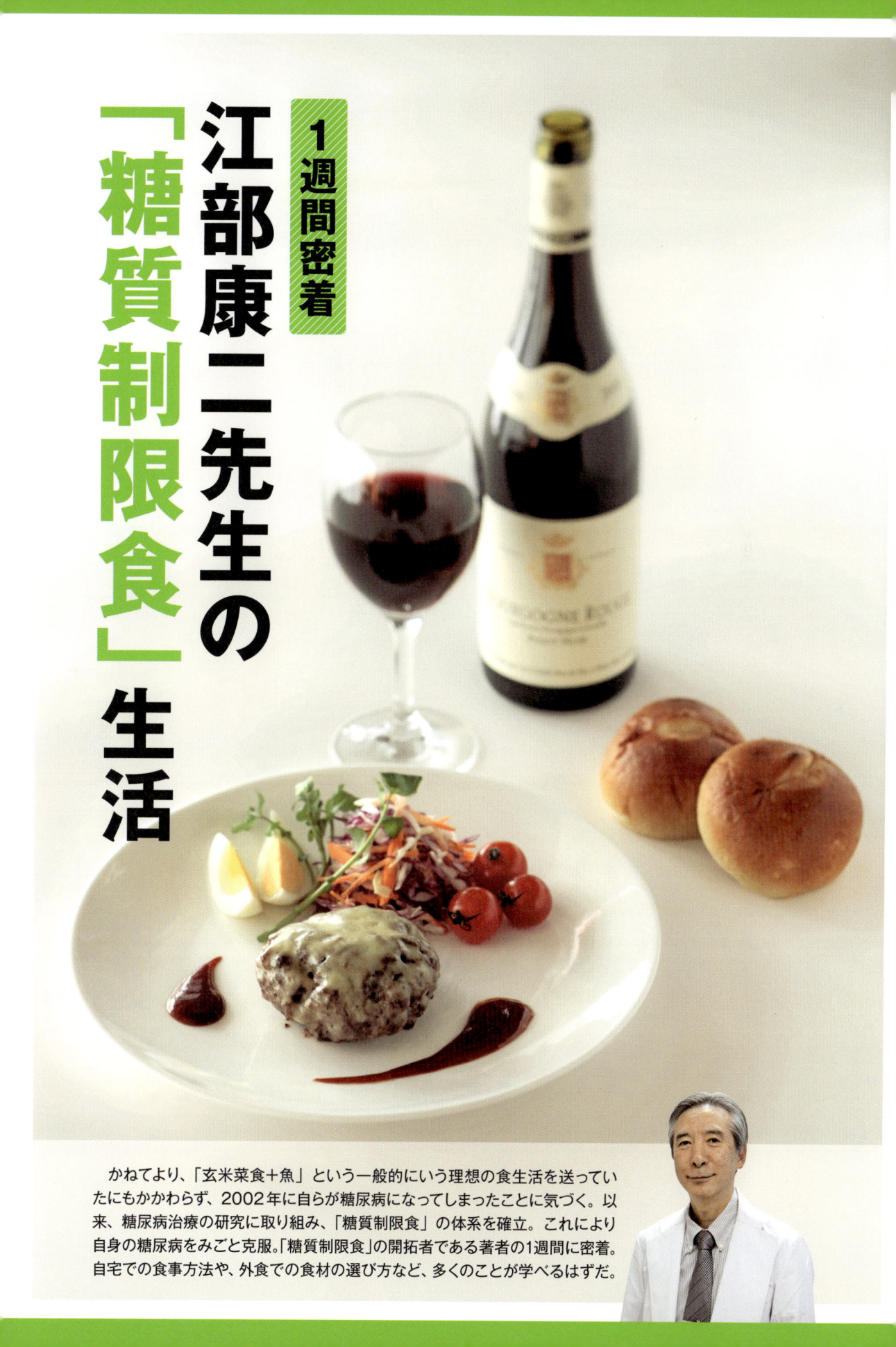

1週間密着 江部康二先生の「糖質制限食」生活

かねてより、「玄米菜食＋魚」という一般的にいう理想の食生活を送っていたにもかかわらず、2002年に自らが糖尿病になってしまったことに気づく。以来、糖尿病治療の研究に取り組み、「糖質制限食」の体系を確立。これにより自身の糖尿病をみごと克服。「糖質制限食」の開拓者である著者の1週間に密着。自宅での食事方法や、外食での食材の選び方など、多くのことが学べるはずだ。

「玄米菜食＋魚」が基本の私が糖尿病に！？

江部康二が糖尿病になった理由

「先生は医師であり玄米を食べ運動もしていたのに、何故糖尿病になったのですか？」

このような質問をたまにされることがあります。

私自身も、当初は何故自分が糖尿病になってしまったのか解っていませんでした。恥ずかしながら、糖質制限食理論に辿り着いて初めて理解したというわけです。もともと父も母も糖尿病で、家族歴は完璧なので、私もそこそこ警戒はしていたのですが2002年の病院の健康診断（52歳時）で遂にHbA1Cが6・3％と糖尿病の域に達しており、慌てて食後2時間の血糖値を測定してみると260mg/dlもあり愕然としました。血糖値を上昇させにくいはずの玄米で実験してみても食後血糖値は240前後でさして変わりませんでした。通常健康診断で調べる朝一番の空腹時血糖値は、十数年間ずっと108mg以下で安心していました。

しかし、1998年には、115mgで初めて糖尿病と正常の境界領域になっていたのに、油断して放置していたのです。もっとも、玄米は食べているし魚中心で肉や脂は控えめで、一般的にみれば健康的なライフスタイルのはずでした。ただ、今から思えば、40歳過ぎから「酒をやるなら純米大吟醸、ビール飲むならヱビスビール、愛読書並びに推薦書は『夏子の酒』」というキャッチコピーで、それまでのウィスキーやブランデーから純米酒とヱビスビールに切り替えて、当時浴びるように飲んでいたのが敗因でした。一般的に、食後高血糖が数年間続いたあとに、空腹時血糖値が上昇すると言われているので、1990年代の初めごろから、気付かぬうちに、食後高血糖が存在

1週間密着　江部康二先生の「糖質制限食」生活

していた可能性が高かったと思われます。

玄米といえども糖質をたっぷり含んでいます。42〜43歳ごろから毎日食事の度に軽度の食後高血糖を繰り返し、だめ押しに毎晩毎晩、雨の日も風の日も雪の日も晴れの日も曇りの日も、律儀に純米酒とヱビスビールで飲酒後高血糖を生じさせていたのでしょう。当時は、テニスの帰りにスポーツジムにもよって、自転車こぎや腹筋・背筋運動もやってましたが、なぜか体重は徐々に増加し、腹回りも順調に育っていきました。所詮この程度の運動では、主食摂取後の高血糖に対抗できるはずもなく、インスリン過剰分泌で肥満していったのだと思います。しっかり摘めるお肉なので、筋肉増強ではなく脂肪増強に間違いありません。肥満すればインスリン抵抗性が増してインスリンの効きが悪くなるので、益々過剰のインスリンを分泌せざるを得ません。しかしこのような状況を繰り返していれば、働きすぎた膵臓が徐々に疲弊していきます。インスリンをつくる膵臓のβ細胞が疲弊してダメージを受けるとインスリンを過剰に分泌できなくなり、さらに進行するとインスリン分泌不足となり、とうとう糖尿病発症となります。

私のケースは、日本人の糖尿病発症の典型的なパターンです。52歳、糖尿病発覚時には、とうとう体重67kgになり、学生時代より10kg増えていました。血圧は160／100、腹囲は86cmと、メタボリック・シンドロームの診断基準を見事に満たしていました。身長は167cmです。ここに至り、一念発起して、2002年6月から糖質制限食を開始しました。肉・魚・野菜・豆腐などおかずは食べ放題で、主食（糖質）だけはなしです。酒は日本酒、ビールなどの糖質を含んでいる醸造酒は中止し、もっぱら焼酎（蒸留酒）としました。赤ワインだけは、醸造酒の中でも血糖値を上昇させないので適宜飲みました。その結果半年の糖質制限食で、体重は56kgにおち、血圧も120／70、HbA1Cも4・9%と改善しました。メタボリック・シンドロームも解消し、学生時代の体型にぴったり戻りました。

その後は、2012年現在に至るまで、身長、体重はほぼ一定で、血圧も120〜130／70〜80程度、HbA1cは5・1〜5・3%程度です。今は、主食（糖質）を食べなければ正常人、主食（糖質）を食べれば糖尿人です。4%台を目指すのは、美味しく楽しい糖質制限食が困難となるので、今ぐらいにしておこうと思います。

37

「糖質制限食」への モチベーションを高める

糖尿病合併症予防と糖質制限食

「高血糖という今ここにある危機」をどうするのか？　という問題意識をもつことが、まず最初の一歩です。私の場合、父が糖尿病でした。父は糖質制限食が間に合わずに77才のとき糖尿病による血流傷害のため右大腿切断手術をし、その後心筋梗塞と肺炎にもなり、80歳で永眠しました。父というモデルを見ているので、モチベーションは嫌でも高まります。母は同様に糖尿病ですが、糖質制限食が間に合って88才の今もマンションで一人暮らしで自立しています。ご両親が糖尿病ではない、初代糖尿人においては目の前にモデルはいませんが、ネットや本で糖尿病合併症の知識を得ることはできるし、画像も見ることができます。また今の日本においては、糖尿病専門医にかかっている糖尿人でも、合併症をどんどん発症しているのが現状です。カロリー制限食（高糖質・低脂質食）を厳格に遵守し、薬も飲み、運動療法もしてさらにインスリンを導入しても、人工透析や失明や心筋梗塞や脳梗塞にいたる糖尿人があとをたちません。欧米でもUKPDSという英国の2型糖尿病の世界最大の研究において「どのような治療をしようとも、2型糖尿病は徐々に進行する。」ということが報告されています。糖尿病患者が医師や栄養士の現行の指導をきっちり守って最善の努力をしても、結果は、慢性の進行性の膵不全とも言うべき病態が2型糖尿病なのです。カロリー制限食では食後高血糖は絶対に防げません。空腹時血糖値、食後血糖値、1日の平均血糖変動幅を全てコントロール良好に保つことが合併症予防の王道です。これらを薬物に頼ることなく実現できるのが糖質制限食です。HbA1cも良好となります。

大規模臨床試験の怖い結果報告とカロリー制限食の限界

前述したACCORD試験以外にもう一つ「2型糖尿病患者の死亡率はHbA1c7・5％前後が最も低い」という衝撃的な研究報告が、英国の医学雑誌ランセット誌2010年2月6日号に、発表されました。その要旨は【1986年から2008年に登録された患者の中から、50歳以上の2型糖尿病患者を選出、2つの研究を作成。研究1は経口血糖降下薬の単剤投与を受けた後に、SU剤とメトホルミンの併用に切り替えられた患者2万7965人。研究2は経口糖尿病薬からインスリンの単剤投与、またはインスリンを他の経口薬と併用する治療に変更された患者2万5人。研究1も研究2も、総死亡率や心筋梗塞などのリスクは、HbA1c値が7・5％前後のグループで最も低かった】です。「今後の研究で確認されれば、ガイドラインのHbA1cを特定の値より下げすぎないよう指示する必要が出てくるだろう。」との見解を著者らは述べています。HbA1cが9％、10％のグループの死亡率が、7・5％のグループより高いことは容易に頷けますが、6・5％のグループの死亡率も7・5％のグループより高かったことは、従来の常識では考えられないことでした。米国と英国の大規模臨床試験で、HbA1c6・4％を目標に厳格に薬物治療すると、HbA1c7・5％程度のグループに比較して、かえって総死亡率と心血管死亡率が上昇するという、同一のパラドックスが報告されたわけです。結局「強化薬物療法＋糖質摂取」による血糖値の乱高下が、死亡率上昇の大きな要因と考えられます。こうなると、従来のカロリー制限食（糖質たっぷり）を摂取しながら、インスリン注射や経口血糖降下薬などを内服している糖尿人は、ある程度の合併症はやむえず受け入れても総死亡率を減らすためには、コントロール目標は国際値でHbA1c7・5％（日本のJDS値7・1％）くらいを目指すのが最も安全ということになります。勿論、糖質制限食実践中の糖尿人は、日本のJDS値6・5％未満をめざすのがよいです。糖質制限食なら、血糖値の乱高下は生じず、合併症の心配もなく安全に血糖コントロールが可能です。さて、P40からは私の1週間の「糖質制限」生活を紹介しましょう。

密着 江部式 1週間の「糖質制限食」公開!!

10/29 SAT

朝（新幹線駅売店）
- インスタントコーヒー＋生クリーム

昼
- サントリーオールフリー350ml（1缶）／うずら卵（12個入り）／砂ずり（60g入り）／スモークチーズ1袋（60g入り）

※京都駅のキオスクで購入

夜（外食・菅野屋にて）
- 馬刺し、馬シャブのフルコース8500円（小鉢・前菜・馬刺し5種・揚げ物・焼き物・煮物・しゃぶしゃぶ・にぎり・汁物・デザート）
※にぎりは残す。ほかは全て食べる。

酒
- 焼酎・赤兎馬……水割りで5〜6杯

10/30 SUN

朝（外食・ホテル定食）
- オムレツ2個／ハム／豆腐／サラダ／漬け物／味噌汁／コーヒー／ヨーグルト

昼
- 昼なし。京都でテニス。

間食
- 15:30にピーナッツ25粒。

夜（自宅にて）
- 豚しゃぶ・もやし水菜鍋とワインを調子に乗って1本!!
- 詳しくはP42レシピ参照
- ●豚しゃぶ・もやし水菜鍋／トマトとキュウリのサラダ／スーパー『フレンドフーズ』の惣菜コーナーのハンバーグ2個／糖質制限チーズ蒲鉾

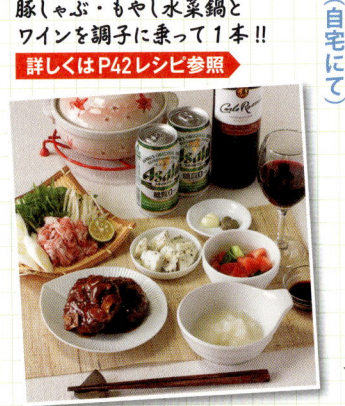

10/31 MON

朝（午前診察前）
- インスタントコーヒー＋生クリーム
- ブラックコーヒー1杯

11/01 TUE

朝
- インスタントコーヒー＋生クリーム

昼（自宅にて）
- アサヒスタイルフリー350ml（1缶）／焼酎の水割り（4杯）／豚ロース2皿、豚バラ肉2皿、鶏肉1皿、つみれ1皿、豆腐、生卵、薄揚げ、白菜、水菜、もやし、エノキ茸

夜（外食・和食さとにて食べ放題・2070円）
- 牛ロース2皿、豚ロース2皿、豚バラ肉2皿、鶏肉1皿、つみれ1皿、豆腐、生卵、薄揚げ、白菜、水菜、もやし、エノキ茸

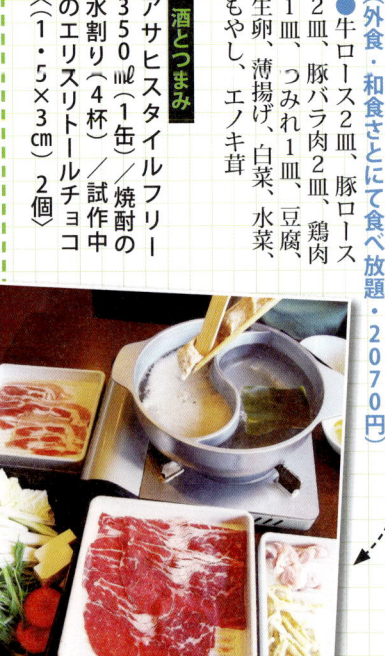

昼（外食・レストランバイキングにて）
- 鶏唐揚げ3個／豆腐半丁／サバ塩焼き3切れ／もやし炒め／だし巻き4切れ／ウィンナソーセージ4本／筑前煮（筍、鶏、椎茸、蒟蒻、蓮根、人参）／キスの天麩羅3匹（衣は半分剥いで）／野菜サラダ（胡瓜、ミニトマト、レタス、海藻、キャベツ、サザンアイランドドレッシング）／味噌汁／コーヒー

帰宅後
- 酒とつまみ
- 牛ロース2皿、豚ロース2皿、豚バラ肉2皿、鶏肉1皿、つみれ1皿、豆腐、生卵、薄揚げ、白菜、水菜、もやし、エノキ茸
- 試作中のエリスリトールチョコ（1.5×3cm）2個

夜（自宅にて）
- ヒレカツ、サンマの塩焼き、アスパラの牛肉巻きなど
- 詳しくはP44レシピ参照

- チーズハンバーグ、チキンと大豆のミネストローネ、赤ワインなど
- 詳しくはP46レシピ参照

40

1週間密着 江部康二先生の「糖質制限食」生活

ルール
- 1日2食で、昼と夕が基本
- 旅行では、ホテルのバイキングなどで朝食摂取で昼食なしもある

11/02 (WED)

朝
- インスタントコーヒー＋生クリーム

昼
- 高雄病院給食を食べる

間食
- ブラックコーヒー1杯＋生クリーム

夜（外食・診療所そばの割烹）
- てっさ1皿／剣先イカの刺身1皿／牛肉のミニステーキ2人前／だし巻き卵2人前／焼き納豆2人前／やや小ぶりのズワイガニ1匹／海老フライ2人前／マグロカツ2人前／カマンベールチーズフライ2人前／レタスサラダ4人前
※家族4人で食べる

酒
- キリンZERO 350ml（1缶）／焼酎の水割り（4杯）

帰宅後
のサラダ／エリンギと白身魚の天麩羅／ブリの照り焼き（ラカントS）／エリスリトール試作チョコ（2個）／6Pチーズ（1個）／鶏・豚鍋／ヨーグルトと苺のデザート／焼酎水割り（4杯）

酒とつまみ
- 焼酎水割り（2杯）

11/03 (THU)

朝
- インスタントコーヒー＋生クリーム

昼（自宅にて）
- インスタントコーヒー＋生クリーム

間食
- 成分無調整豆乳200ml（糖質3g）

厚揚げ焼き、糖質制限パン、サントリーオールフリーなど
詳しくはP48レシピ参照

夜（外食・菜々平にて）
- 蟹と胡瓜の酢の物／賀茂茄子田楽／刺身／アボカドとさけ

ボーリング大会のあと、行きつけの店（菜々平）で糖質制限食フルコース

11/04 (FRI)

朝
- インスタントコーヒー＋生クリーム

午前診察前
- ブラックコーヒー1杯
※近くのセブン・イレブンにて

昼（コンビニにて）
- 但馬の味どりサラダ（370円）、柚子胡椒ポン酢で食べる豚シャブサラダ（390円）。サントリーオールフリー350ml（1缶）／ブラックコーヒー＋生クリーム

メモ
付属のタレとポン酢は砂糖たっぷりなので廃棄。マヨネーズをいれて500kcalくらい。

間食
- ミックスナッツを25粒

夜（自宅にて）

目板ガレイの刺身、牛肉ピーマン炒め、焼酎水割りなど
詳しくはP50レシピ参照

10月30日 Sun
夕食：自宅にて

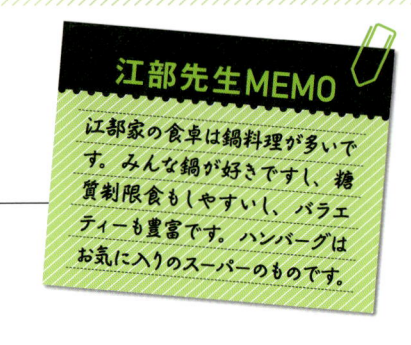

食べものリスト
- 豚しゃぶ・もやし水菜鍋
- トマトとキュウリのサラダ
- スーパー惣菜コーナーのハンバーグ……2個
- 糖質オフチーズ蒲鉾……1枚

酒とつまみ
- アサヒスタイルフリー……2本（350ml缶）
- 赤ワイン……ボトル1本
- エリスリトールチョコ……2個

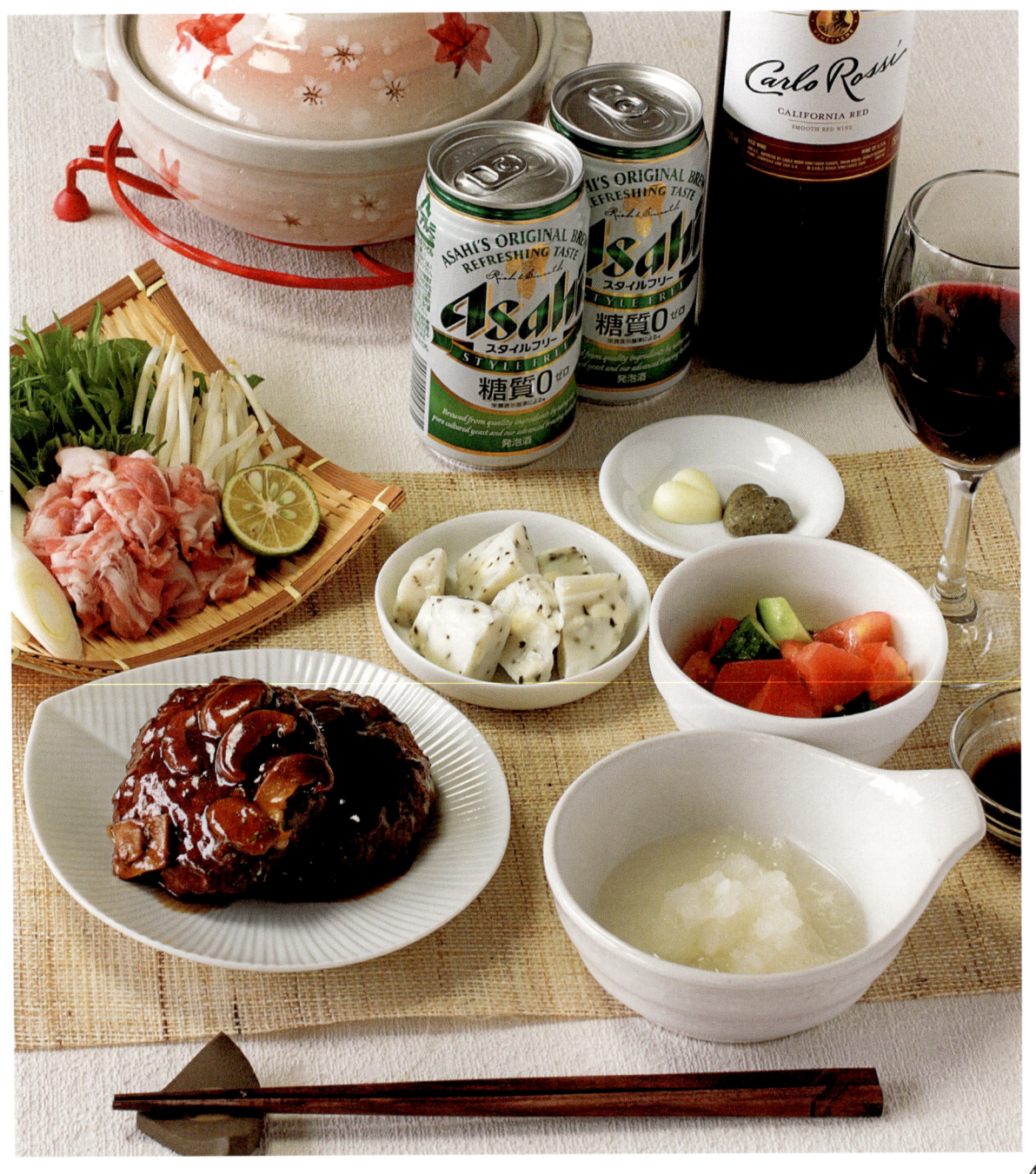

江部先生MEMO
江部家の食卓は鍋料理が多いです。みんな鍋が好きですし、糖質制限食もしやすいし、バラエティーも豊富です。ハンバーグはお気に入りのスーパーのものです。

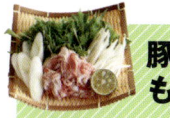

豚しゃぶ・もやし水菜鍋

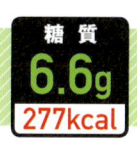

糖質 6.6g / 277kcal

材料（1人分）
- 豚ばら肉（しゃぶしゃぶ用）…60g
- 葉深ねぎ※…………………1/3本
- 水菜……………………………1/2株
- もやし…………………………1/6袋
- だし汁…………………………適量

※白い部分の多い、一般的に「長ねぎ」と言われるもの

〈たれ〉
- 大根おろし……………………60g
- しょうゆ（こいくち）………大さじ1
- すだち…………………………1/2個

作り方
1. 葉深ねぎは斜め切り、水菜は5cm長さに切る。
2. 鍋にだし汁を煮立てる。
3. 器に①・豚ばら肉・もやしを盛る。
4. 別の器に大根おろしを盛り、しょうゆをかけ、すだちをしぼる。
5. ②に③を入れ加熱して、④につけて食べる。

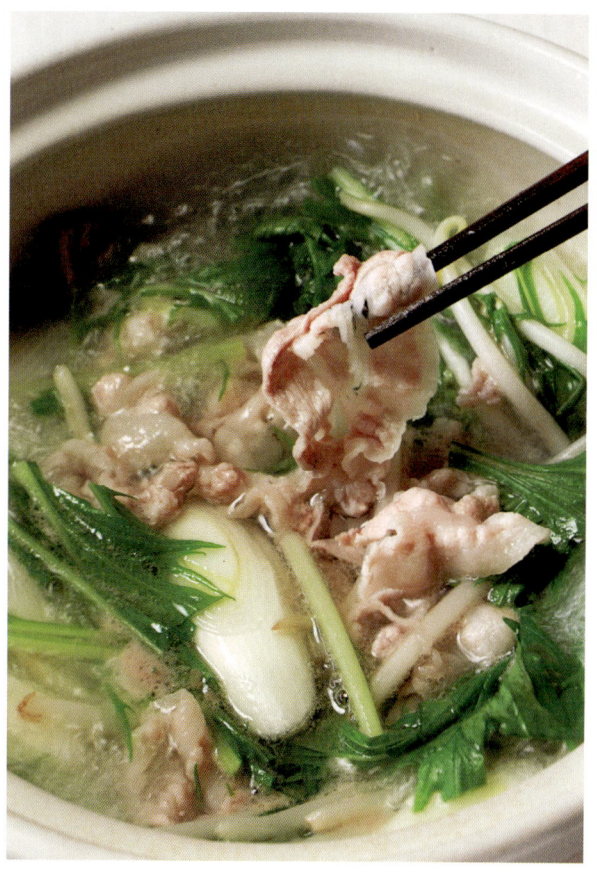

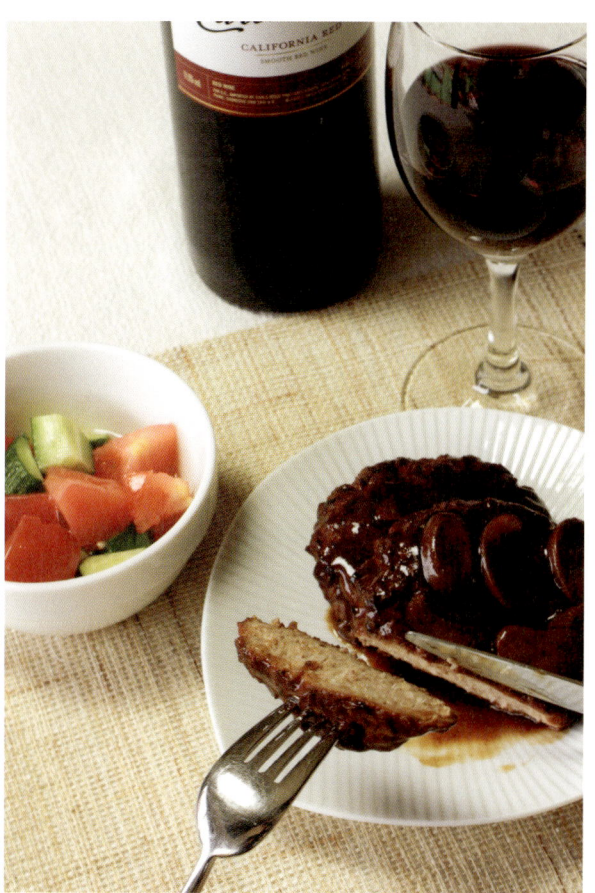

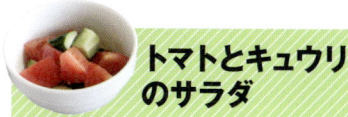

トマトとキュウリのサラダ

糖質 2.6g / 53kcal

材料（1人分）
- トマト…………………………1/2個
- きゅうり………………………1/5本
- 酢………………………………大さじ1
- 塩………………………………少々
- こしょう………………………少々
- オリーブ油※…………………小さじ1

※高オレイン酸タイプの油がおすすめ

作り方
1. トマト・きゅうりは乱切りにする。
2. ボウルに酢・塩・こしょう・オリーブ油を入れて混ぜ、ドレッシングを作る。
3. 器に①を盛り、②をかける。

11月1日 |Tue|

🏠 昼食：オフの日、自宅にて

▪食べものリスト
- ヒレカツ
- サンマの塩焼き
- アスパラの牛肉巻き
- もやしのおひたし
- トマト・レタス・キュウリのサラダ
- おいしい糖質制限パン……1個

▪飲みもの
- アサヒスタイルフリー……1本（350mℓ缶）

江部先生MEMO

私は子供の頃からカツが好きでした。豚カツでも牛カツでもOKです。糖尿人になってからは衣の小麦粉がネックでしたが、おいしい大豆や糖質制限パンのおかげで賞味できるようになりました。アスパラの牛肉巻きも好物です。

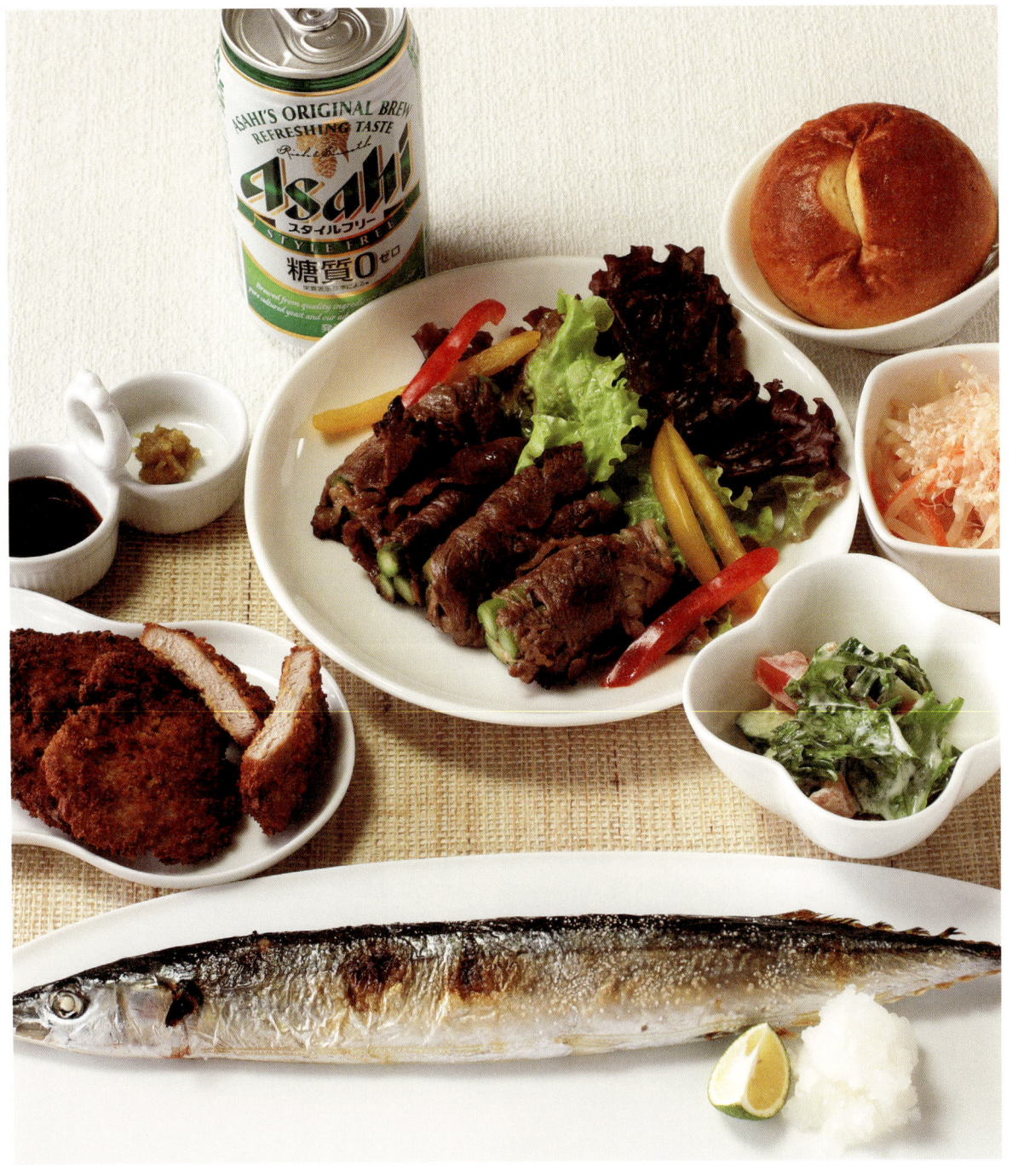

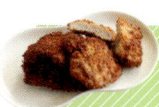

ヒレカツ

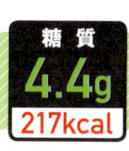

糖質 4.4g / 217kcal

材料（1人分）
- 豚ヒレ肉……………………80g（4切れ）
- 塩………………………………少々
- こしょう………………………少々
- おいしい大豆（粉）…………大さじ1
- パン粉（糖質制限パン使用）…大さじ2
- 柚子こしょう…………………少々
- 糖質制限ソース………………大さじ½
- 揚げ油（ラード）………………適量
- 水………………………………大さじ2

作り方
1. 豚ヒレ肉は塩・こしょうをふる。
2. おいしい大豆・水を混ぜて①をくぐらせ、パン粉をつける。
3. 揚げ油を温め、低温でゆっくり②を揚げる。
4. 器に③を盛り、柚子こしょう・糖質制限ソースをかける。

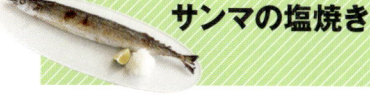

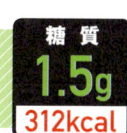

サンマの塩焼き

糖質 1.5g / 312kcal

材料（1人分）
- サンマ……1尾　　塩…………少々
- 大根………1.5cm厚さ　すだち……¼個

作り方
1. サンマは塩をふり、魚焼きグリルで焼く。
2. 大根はすりおろす。
3. 器に①を盛り、②・すだちを添える。

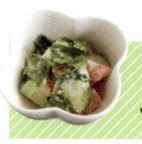

トマト・レタス・キュウリのサラダ

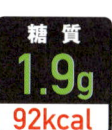

糖質 1.9g / 92kcal

材料（1人分）
- トマト………⅕個　　きゅうり……½本
- レタス………⅓枚　　マヨネーズ…大さじ1

作り方
1. トマトは角切り、レタスは小さくちぎり、きゅうりは乱切りにする。
2. ①をマヨネーズで和え、器に盛る。

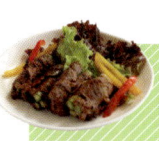

アスパラの牛肉巻き

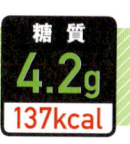

糖質 4.2g / 137kcal

材料（1人分）
- 牛肉（肩・スライス）…………60g
- アスパラガス……………………4本
- サニーレタス……………………1枚
- 赤パプリカ………………………5g
- 黄パプリカ………………………5g
- 酒…………………………………大さじ½
- ラカントS………………………小さじ1
- しょうゆ（こいくち）…………大さじ½
- オリーブ油※……………………小さじ½

※高オレイン酸タイプの油がおすすめ

作り方
1. アスパラガスは3等分してゆでる。
2. 牛肉を広げ、①を3本ずつのせて巻く。
3. 酒・ラカントS・しょうゆをよく混ぜる。
4. フライパンを温めオリーブ油を敷き、②を焼き、③を入れて絡める。
5. サニーレタスはちぎり、赤パプリカ・黄パプリカは細切りにする。
6. 器に④を盛り、⑤を添える。

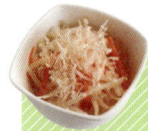

もやしのおひたし

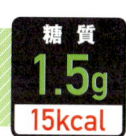

糖質 1.5g / 15kcal

材料（1人分）
- もやし……………………………¼袋
- にんじん…………………………1cm厚さ
- かつお節（糸削り）……………少々
- しょうゆ（うすくち）…………小さじ½
- だし汁……………………………大さじ2

作り方
1. にんじんは細切りにする。
2. 熱湯で①・もやしをゆでて冷水に取り、水気をしぼる。
3. 器に②を盛り、しょうゆ・だし汁を混ぜ合わせてかけ、かつお節を飾る。

11月1日 |Tue|

🏠 夕食：自宅にて

■ 食べものリスト
- ■ チーズハンバーグ
- ■ チキンと大豆のミネストローネ
- ■ グリーンサラダ
- ■ おいしい糖質制限パン……2個

■ 酒とつまみ
- ■ 赤ワイン……ボトル1本
- ■ エリスリトールチョコ……2個

江部先生MEMO
自宅で作ったハンバーグはつなぎの小麦粉を気にしなくていいので助かります。チーズハンバーグも好物の一つです。この日は調子にのってしまいついつい赤ワインをボトル1本飲んでしまいました。ちょっと反省です。

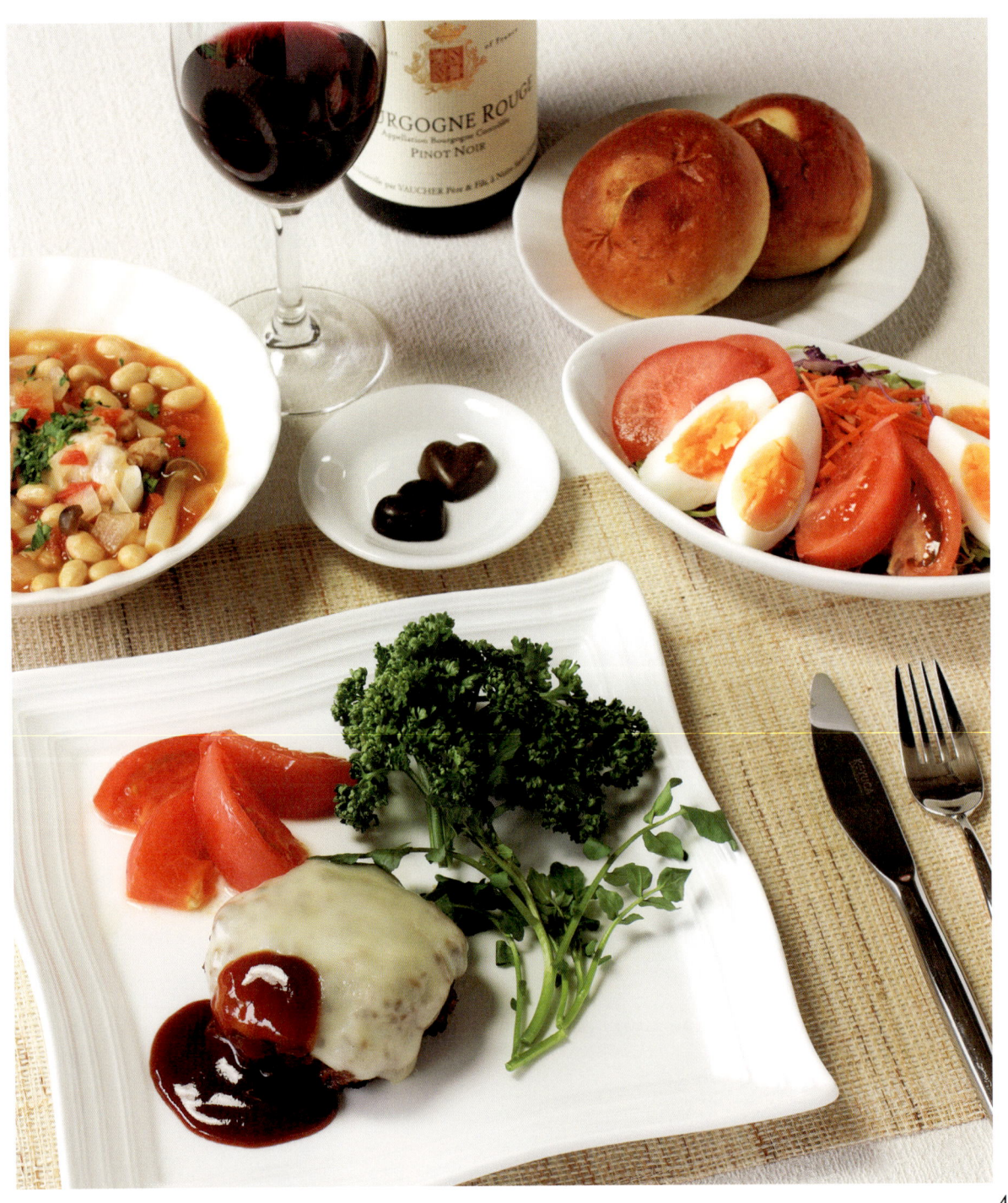

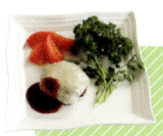

チーズハンバーグ

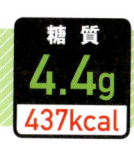

糖質 4.4g / 437kcal

材料（1人分）
- 牛ひき肉……………………70g
- 豚ひき肉……………………70g
- とろけるチーズ……………1枚
- 塩……………………………少々
- こしょう……………………少々
- 糖質制限ソース……………小さじ1
- 糖質制限ケチャップ………小さじ1
- オリーブ油※………………小さじ1

※高オレイン酸タイプの油がおすすめ

〈付け合わせ〉
- トマト………………………½個
- クレソン……………………5g
- パセリ………………………5g

作り方（1人分）
1. ボウルに牛ひき肉・豚ひき肉・塩・こしょうをよく混ぜ合わせて小判形にする。
2. フライパンを温めてオリーブ油を敷き、①を焼いてとろけるチーズをのせて溶かす。
3. トマトはくし切りにして、フライパンで焼く。
4. 糖質制限ソース・糖質制限ケチャップを混ぜ合わせる。
5. 器に②を盛り④をかけ、③・クレソン・パセリを添える。

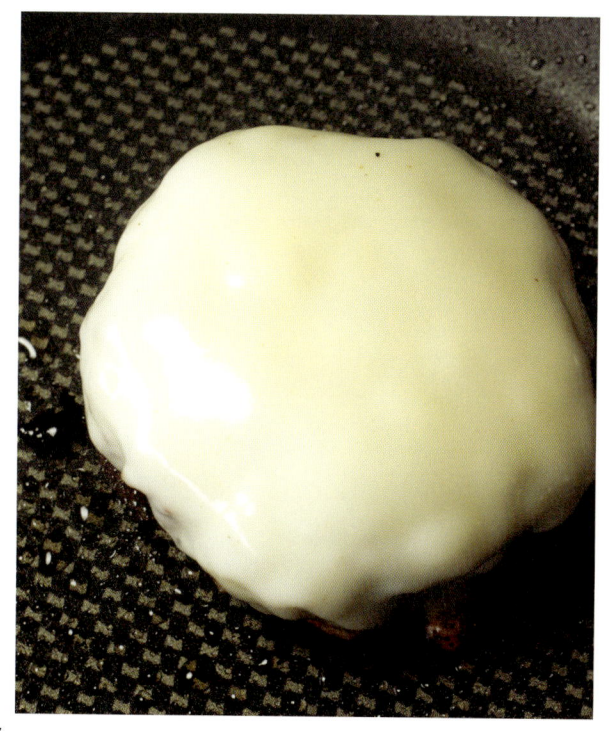

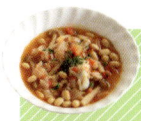

チキンと大豆のミネストローネ

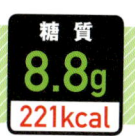

糖質 8.8g / 221kcal

材料（1人分）
- 鶏手羽元……………………1本
- 大豆（水煮）………………50g
- トマト………………………1個
- たまねぎ……………………¼個
- しめじ………………………⅙パック
- イタリアンパセリ…………2g
- コンソメ……………………小さじ⅓
- 水……………………………200cc

作り方
1. トマトは角切り、たまねぎは1cm角に切り、しめじは根元を切り落としてほぐす。
2. イタリアンパセリは細かく刻む。
3. 鍋に①・鶏手羽元・大豆・コンソメ・水を入れて、鶏手羽元に火が通るまで煮る。
4. 器に③を盛り、②を散らす。

グリーンサラダ

糖質 5.4g / 105kcal

材料（1人分）
- キャベツ……………………¼枚
- 紫キャベツ…………………¼枚
- にんじん……………………1cm厚さ
- ゆで卵………………………1個
- トマト………………………¼個
- ドレッシング………………大さじ1

作り方
1. キャベツ・紫キャベツ・にんじんはせん切りにする。
2. ゆで卵・トマトはくし切りにする。
3. 器に①・②を盛り、ドレッシングをかける。

11月3日 |Thu|
🏠 昼食：自宅にて

食べものリスト
- 厚揚げ焼き ■ ねぎ入り卵焼き ■ いんげんとなすの煮物
- アスパラのオリーブ油炒め ■ レタス・トマト・キュウリのサラダ
- おいしい糖質制限パン……1個

飲みもの
- サントリーオールフリー……1本（350mℓ缶）

江部先生MEMO

厚揚げなど大豆製品もよく食べる食品です。ねぎ入り卵焼きも大好きです。いんげんとかなすとかアスパラとかレタスにキュウリ…野菜もよく食べるほうです。この日は休日だったのでお昼からオールフリー気分でした。

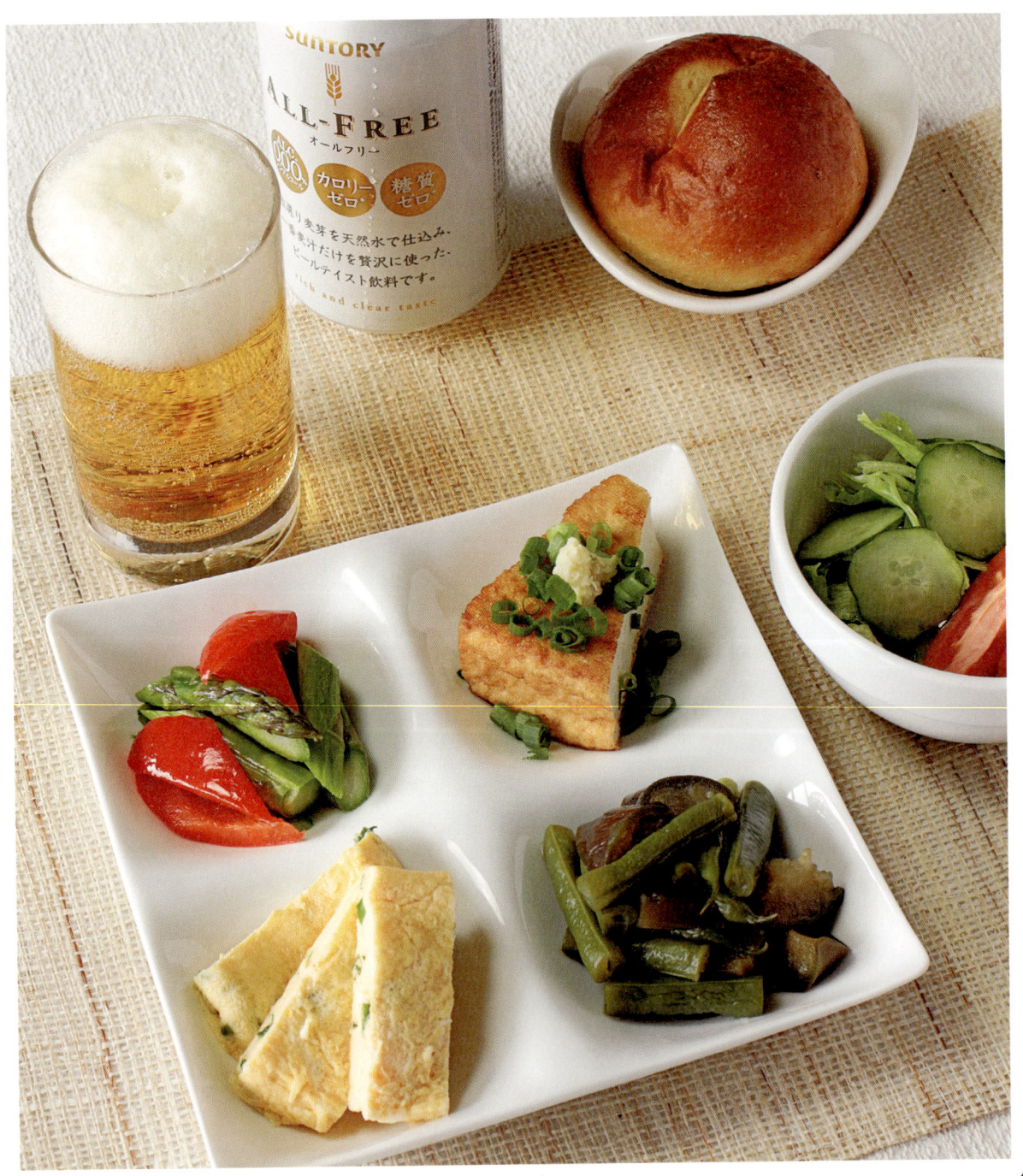

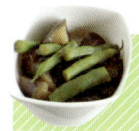

いんげんとなすの煮物

糖質 3.2g / 34kcal

材料（1人分）
- いんげん……………40g
- なす…………………½本
- しょうゆ（こいくち）……小さじ1
- 酒……………………小さじ1
- だし汁………………200cc

作り方
1. いんげんは3cm長さに切り、なすは小さめの乱切りにする。
2. 鍋に①・しょうゆ・酒・だし汁を入れて煮る。
3. 器に②を盛る。

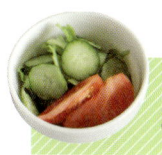

レタス・トマト・キュウリのサラダ

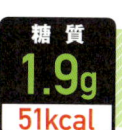

糖質 1.9g / 51kcal

材料（1人分）
- レタス………………1枚
- トマト………………⅕個
- きゅうり……………⅕本
- 酢……………………大さじ1
- 塩……………………少々
- こしょう……………少々
- オリーブ油※………小さじ1

※高オレイン酸タイプの油がおすすめ

作り方
1. レタスは食べやすい大きさにちぎり、トマトはくし切り、きゅうりは薄輪切りにする。
2. ボウルに酢・塩・こしょう・オリーブ油を入れて混ぜ、ドレッシングを作る。
3. 器に①を盛り、②をかける。

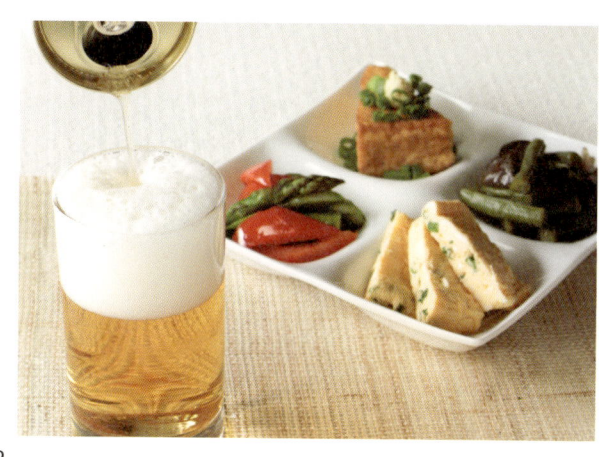

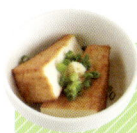

厚揚げ焼き

糖質 1.6g / 159kcal

材料（1人分）
- 厚揚げ………100g
- 葉深ねぎ※…⅒本
- しょうが………1片
- しょうゆ（こいくち）‥小さじ1

※白い部分の多い、一般的に「長ねぎ」と言われるもの

作り方
1. 厚揚げは半分に切る。
2. 葉深ねぎはみじん切り、しょうがはすりおろす。
3. フライパンを温めて①を焼く。
4. 器に③を盛り、②をのせてしょうゆをかける。

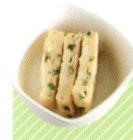

ねぎ入り卵焼き

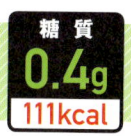

糖質 0.4g / 111kcal

材料（1人分）
- 卵………1個
- 万能ねぎ…1本
- だし汁……………大さじ1
- 油※………………小さじ½

※高オレイン酸タイプの油がおすすめ

作り方
1. 万能ねぎは小口切りにする。
2. ボウルに卵を割りほぐし、だし汁・①を加えて混ぜる。
3. フライパンを温めて油を敷き、②を流し入れて巻きながら焼く。

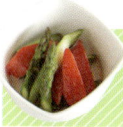

アスパラのオリーブ油炒め

糖質 1.6g / 32kcal

材料（1人分）
- アスパラガス………………2本
- 赤パプリカ…………………10g
- オリーブ油※………………小さじ½
- 塩……………………………少々
- こしょう……………………少々

※高オレイン酸タイプの油がおすすめ

作り方
1. アスパラガスは斜め切り、赤パプリカはアスパラガスの大きさに合わせて切る。
2. フライパンを温めてオリーブ油を敷き、①を炒め、塩・こしょうで味を調える。
3. 器に②を盛る。

11月4日 |Fri|

夕食：自宅にて

食べものリスト
- 目板ガレイの刺身
- 牛肉ピーマン炒め
- 大根と牛すじの煮込み
- サワラの照り焼き
- しめじと油揚げの味噌汁
- 糖質オフお好み蒲鉾…1枚

酒
- スタイルフリー……1本（350mℓ缶）
- 芋焼酎水割り……4杯

江部先生MEMO

目板ガレイの刺身、刺身はマグロやアジやイカなど何でも食べます。サワラの照り焼きとか塩焼きとか、他の魚もよく食べます。およそ好き嫌いはないので楽といえば楽です。大根と牛すじの煮込み、おでん系も好きです。

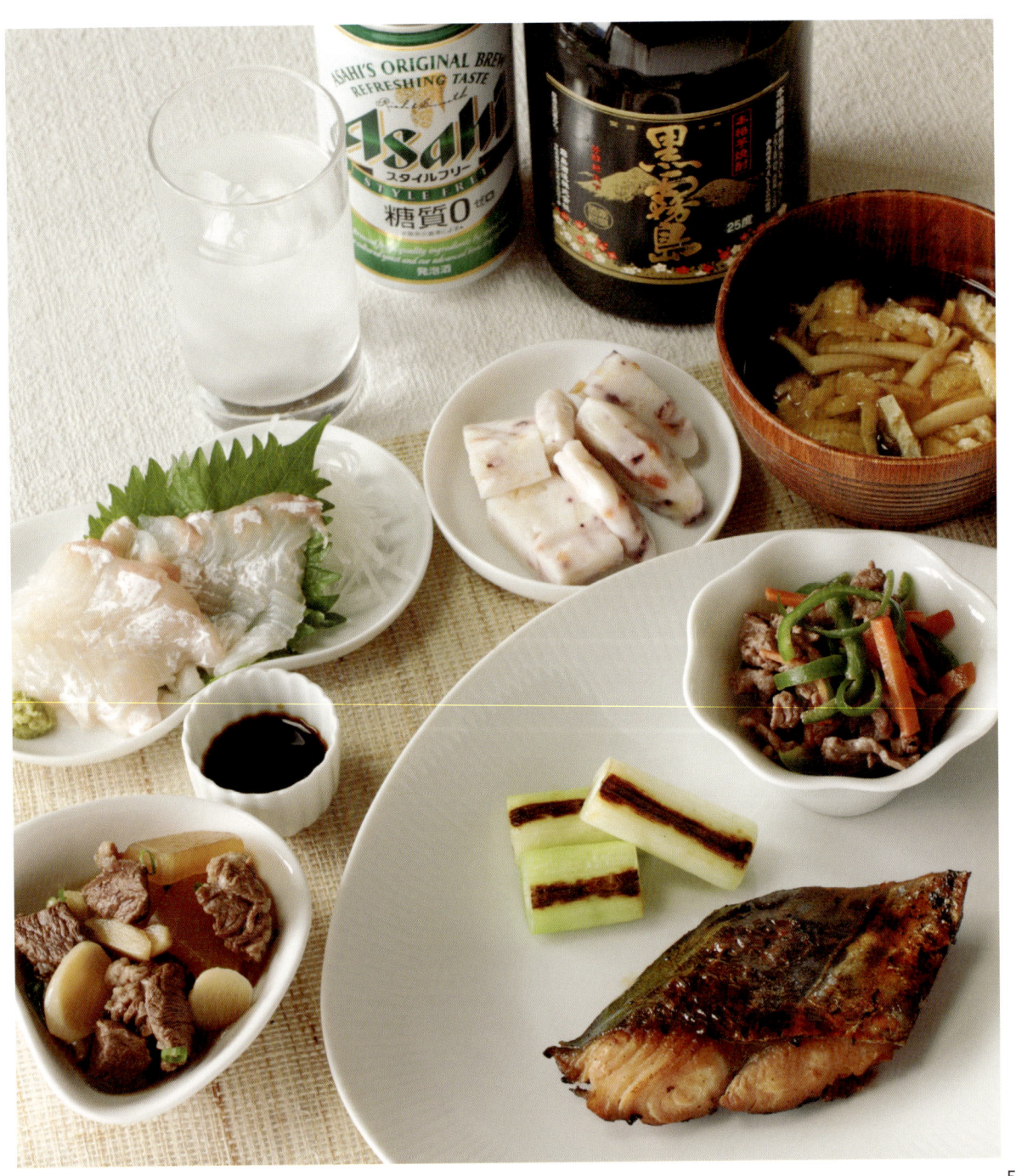

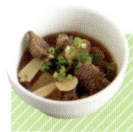

大根と牛すじの煮込み

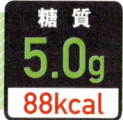

糖質 5.0g　88kcal

材料（1人分）
- 牛すじ肉……………………30g
- 大根…………………………1.5cm厚さ
- にんにく……………………1片
- しょうが……………………1片
- 万能ねぎ……………………1本
- 酒……………………………大さじ½
- ラカントS…………………小さじ1
- しょうゆ（こいくち）……大さじ½
- 練り辛子……………………適量

作り方
1. 大根は1cm厚さのいちょう切りにして面取りをし、下ゆでする。
2. にんにく・しょうがはスライスする。
3. 万能ねぎは小口切りにする。
4. 鍋に①・②・牛すじ肉・食材がかぶるくらいの水（分量外）・酒・ラカントS・しょうゆを加えて煮る。
5. 器に④を盛り、③を散らし、練り辛子を添える。

しめじと油揚げの味噌汁

糖質 2.1g　65kcal

材料（1人分）
- しめじ………………………⅙パック
- 油揚げ………………………½枚
- みそ…………………………小さじ1・⅔
- だし汁………………………160cc

作り方
1. しめじは根元を切り落としてほぐし、油揚げは細切りにする。
2. 鍋に①・だし汁を入れて煮る。
3. ②にみそを溶き入れ、器に盛る。

目板ガレイの刺身

糖質 3.6g　72kcal

材料（1人分）
- カレイ（刺身）‥5切れ
- 大根………1.5cm厚さ
- 青しそ………1枚
- 練りわさび………少々
- しょうゆ（こいくち）‥小さじ2

作り方
1. 大根はせん切りにする。
2. 器に①を盛って青しそを敷き、カレイを並べ、練りわさびを添える。
3. 別の器にしょうゆを入れる。

牛肉ピーマン炒め

糖質 1.2g　65kcal

材料（1人分）
- 牛肉（肩・赤身）…30g
- ピーマン………1個
- にんじん………1cm厚さ
- 塩……………少々
- こしょう………少々
- ごま油…………小さじ½

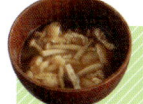

作り方
1. 牛肉・ピーマン・にんじんは細切りにする。
2. フライパンを温めごま油を敷き、①を炒め、塩・こしょうで味を調える。
3. 器に②を盛る。

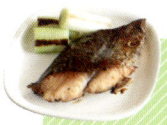

サワラの照り焼き

糖質 2.8g　148kcal

材料（1人分）
- サワラ………………………60g
- 葉深ねぎ※1…………………⅓本
- 酒……………………………大さじ½
- ラカントS…………………小さじ1
- しょうゆ（こいくち）……大さじ½
- 油※2…………………………小さじ½

※1 白い部分の多い、一般的に「長ねぎ」と言われるもの
※2 高オレイン酸タイプの油がおすすめ

作り方
1. サワラに酒・ラカントS・しょうゆをかけ、しばらく置く。
2. 葉深ねぎは食べやすい長さに切り、温めて油を敷いたフライパンで焦げ目がつくまで焼く。
3. ①をフライパンで焼く。
4. 器に③を盛り、②を添える。

江部先生おすすめ
「糖質制限」ならではの満足おかず

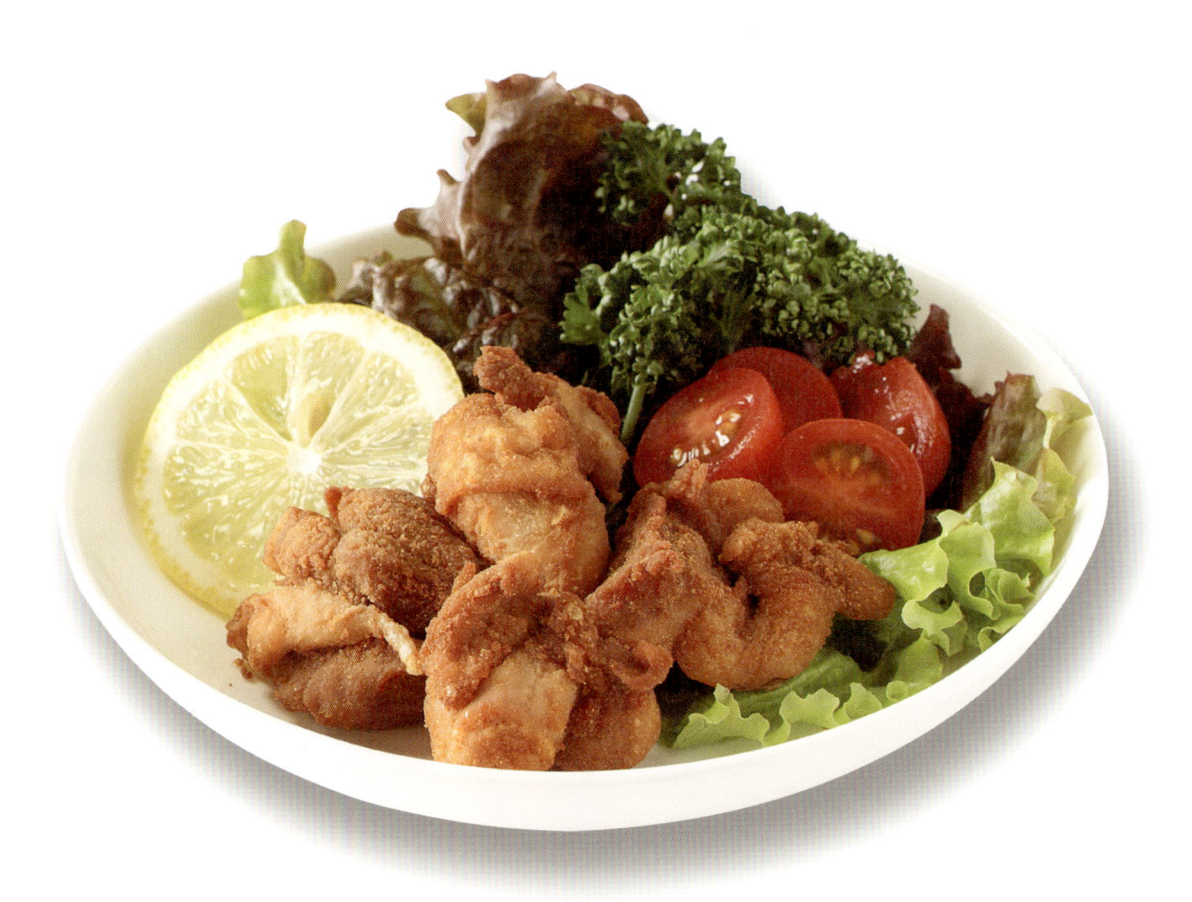

「おいしい大豆」の衣は低糖質かつ、香ばしい仕上がり
鶏唐揚げ

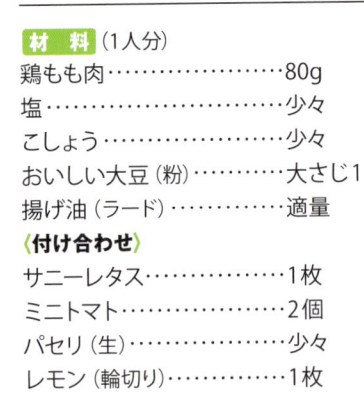

糖質 **2.0g**
321kcal

材料(1人分)
- 鶏もも肉……………………80g
- 塩……………………………少々
- こしょう……………………少々
- おいしい大豆(粉)………大さじ1
- 揚げ油(ラード)……………適量

《付け合わせ》
- サニーレタス………………1枚
- ミニトマト…………………2個
- パセリ(生)…………………少々
- レモン(輪切り)……………1枚

作り方
1. 鶏もも肉は、ひと口大に切る。
2. ①に塩・こしょうをふり、おいしい大豆をまぶす。
3. 揚げ油を温め、②を揚げる。
4. サニーレタスはちぎり、ミニトマトは半分に切る。
5. 器にサニーレタスを敷き、③をのせ、ミニトマト・パセリ・レモンを添える。

> 1週間密着 江部康二先生の「糖質制限食」生活

ベーコンとチーズでコクをプラスした低糖質な一品
ベーコン・トマト・チーズのオムレツ

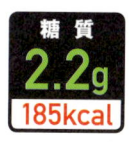

糖質 2.2g
185kcal

材料(1人分)
- ベーコン……………………¼枚
- トマト………………………⅕個
- チーズ………………………10g
- 卵……………………………1個
- バター………………………小さじ1

〈付け合わせ〉
- クレソン……………………5g
- ミニトマト…………………2個

作り方
① ベーコンは細切り、トマトは角切りにする。
② ボウルに卵を割り、①・チーズを入れてよく混ぜ合わせる。
③ フライパンを温めてバターを敷き、②を流し入れて焼く。
④ 器に③を盛り、クレソン・ミニトマトを飾る。

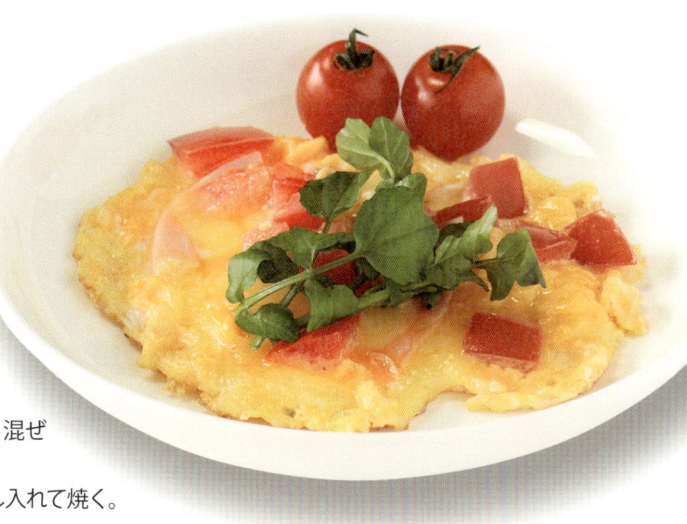

「大豆パスタ」は、クリーム系の味わいとベストマッチ
大豆トマトのクリームパスタ

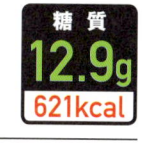

糖質 12.9g
621kcal

材料(1人分)
- 大豆パスタ(乾燥)………50g
- ツナ(缶詰)………………¾缶
- カットトマト(缶詰)………¼缶
- イタリアンパセリ…………少々
- 白ワイン……………………大さじ1・⅓
- 生クリーム…………………大さじ2
- 牛乳…………………………大さじ1・⅓
- 塩……………………………少々
- こしょう……………………少々
- オリーブ油※………………小さじ2・½

※高オレイン酸タイプの油がおすすめ

作り方
① 鍋に湯を沸かし、大豆パスタをゆでる。
② フライパンを温めてオリーブ油を敷き、ツナを炒め、白ワインを加えてアルコールをとばす。
③ ②にカットトマト・生クリーム・牛乳・塩・こしょうを入れてソースを作る。
④ ③に①を入れて、ソースをからめる。
⑤ 器に④を盛り、イタリアンパセリを飾る。

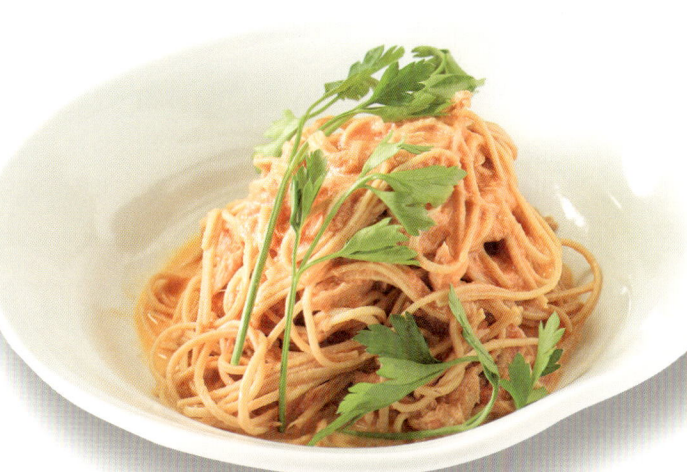

「糖質制限パン」をカリッと焼いて、お好みの具材をトッピング

糖質制限ピンチョス

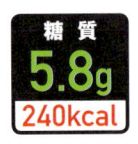

糖質 5.8g
240kcal

材料（1人分）
- おいしい糖質制限パン……1個
- たまねぎ……………………¼個
- ゆで卵………………………⅓個
- クリームチーズ……………10g
- アンチョビ…………………5g
- いくら………………………10g
- スモークサーモン…………10g
- パセリ（生）………………少々
- ブラックペッパー…………少々
- オリーブ油※………………小さじ1

※高オレイン酸タイプの油がおすすめ

作り方

❶ おいしい糖質制限パンは薄くスライスして、オーブントースターで焼く。
❷ たまねぎは薄くスライスする。
❸ ゆで卵は輪切りにする。
❹ ①に②をのせ、③・クリームチーズ・アンチョビ・いくら・スモークサーモンを組み合わせてのせる。
❺ 器に④を盛り、お好みで④にブラックペッパー・オリーブ油をかけ、パセリを飾る。

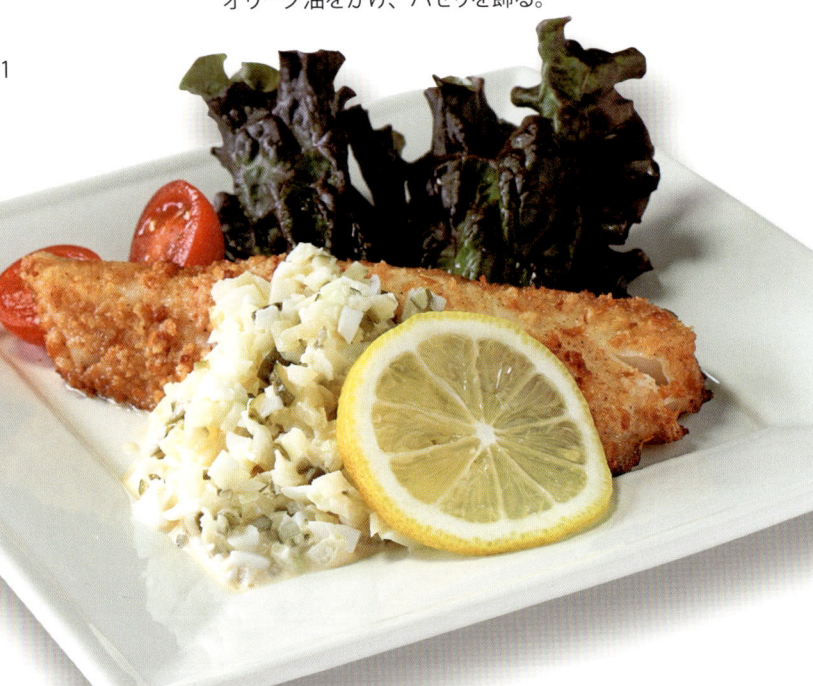

タルタルソースは手作りをすれば、糖質OFFで満足な味わい

白身魚のフライ

糖質 7.7g
381kcal

材料（1人分）
- 白身魚………60g
- 塩……………少々
- こしょう……少々
- おいしい大豆（粉）…大さじ1
- 水……………大さじ2
- パン粉………大さじ2
  （糖質制限パン使用）
- バター………大さじ2

〈タルタルソース〉
- たまねぎ……¼個
- ピクルス……20g
- ゆで卵………⅓個
- マヨネーズ…小さじ2
  （糖質ゼロ）
- レモン果汁…小さじ1

〈付け合わせ〉
- サニーレタス…1枚
- ミニトマト……1個
- レモン（輪切り）…1枚

作り方

❶ 白身魚は塩・こしょうをふる。
❷ おいしい大豆・水を混ぜて①をくぐらせ、パン粉を付ける。
❸ フライパンを温めてバターを敷き、②を焼く。
❹ たまねぎ・ピクルス・ゆで卵はみじん切りにする。
❺ ボウルに④・マヨネーズ・レモン果汁を入れて混ぜ合わせ、タルタルソースを作る。
❻ サニーレタスはちぎり、ミニトマトは半分に切る。
❼ 器に③を盛り、⑤をかけ、⑥・レモンを添える。

クルトンも、糖質制限パンでつくればOK
シーザーサラダ

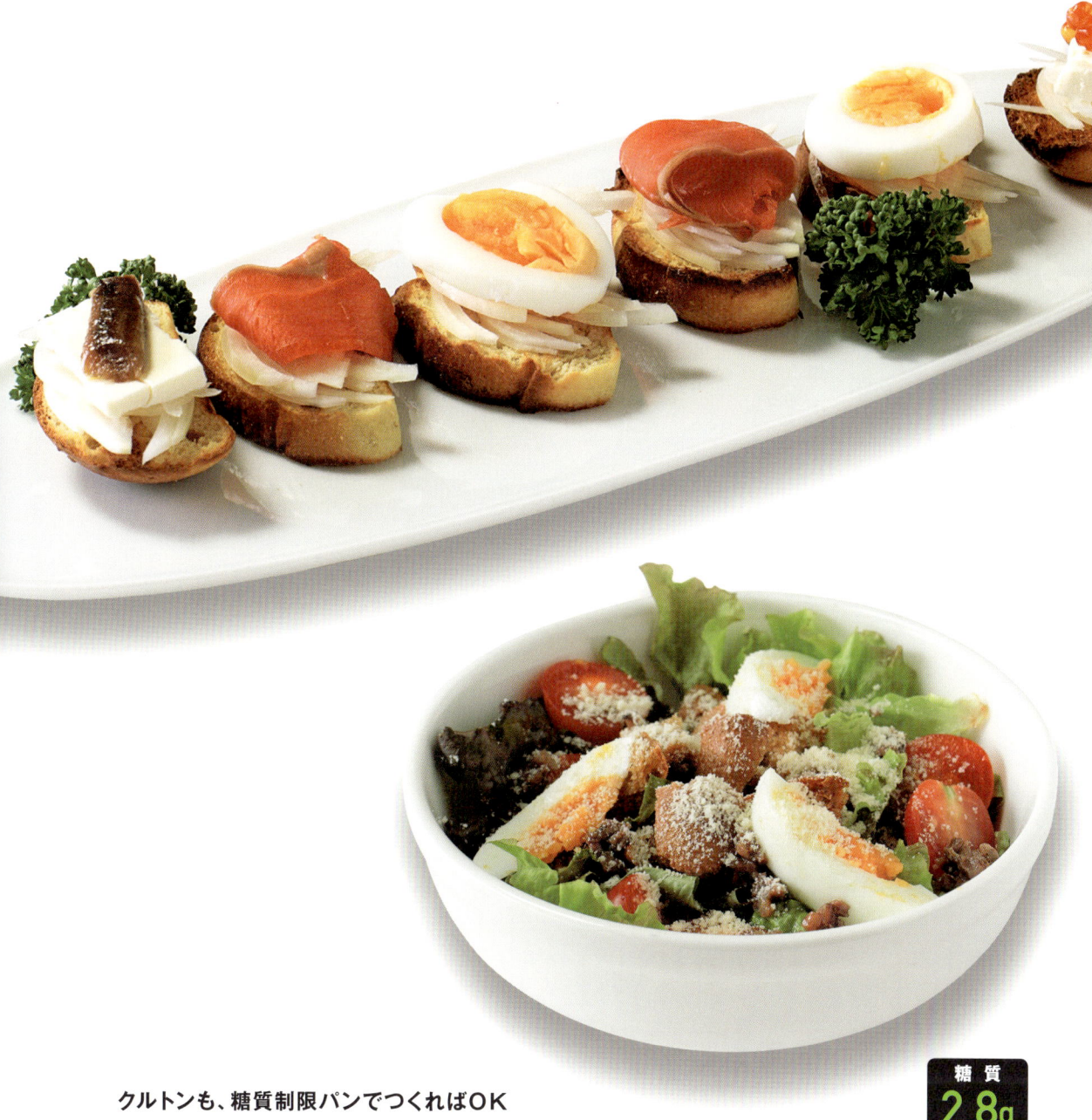

糖質 2.8g
232kcal

材料 (1人分)
- オート麦パン……10g（糖質制限）
- サニーレタス……1・1/2枚
- ゆで卵…………1/2個
- ミニトマト………3個
- アンチョビ………5g
- 粉チーズ………大さじ1
- 揚げ油(ラード)…適量

〈ドレッシング〉
- ラカントS………小さじ1
- レモン果汁……小さじ1
- ワインビネガー…大さじ1
- 塩………………少々
- こしょう…………少々
- オリーブ油※……大さじ1

※高オレイン酸タイプの油がおすすめ

作り方
❶ オート麦パンは小さめにちぎり、温めた揚げ油でカリッとなるまで揚げて、油をきる。
❷ サニーレタスはちぎる。
❸ ゆで卵はくし切り、ミニトマトは半分に切り、アンチョビは細かく切る。
❹ ボウルにラカントS・レモン果汁・ワインビネガー・塩・こしょう・オリーブ油を入れてよく混ぜ合わせ、ドレッシングを作る。
❺ 器に②を盛り、③をのせて④をかけ、①・粉チーズを散らす。

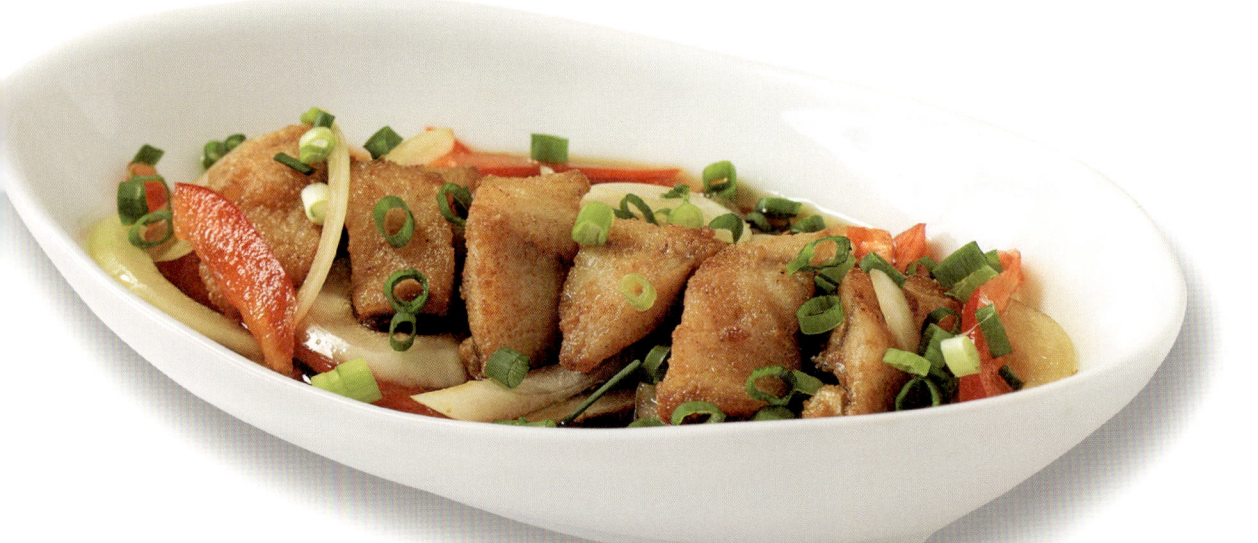

甘酢の味付けは、砂糖の代わりにラカントSを使って
アジの南蛮漬け

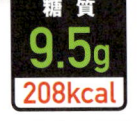

糖質 9.5g
208kcal

材料(1人分)
- アジ………… 60g
- 赤パプリカ…… 20g
- たまねぎ……… 1/4個
- 万能ねぎ……… 少々
- 塩……………… 少々
- こしょう……… 少々
- おいしい大豆(粉)‥ 大さじ1
- 酢……………… 1/4カップ
- ラカントS…… 大さじ1
- しょうゆ…… 大さじ1 (こいくち)
- だし汁……… 大さじ1
- 揚げ油※…… 適量 (キャノーラ&べに花一番)

※『創健社』の商品→圧搾一番しぼりなたね油と、高オレイン酸タイプ圧搾一番しぼりのべに花油を6：4の比でミックスしたフレッシュでまろやかなサラダ油です。ドレッシングやマヨネーズ・天ぷら・炒め物などにお使いください。

作り方
1. アジはひと口大に切り、塩・こしょうをふり、おいしい大豆をまぶす。
2. 赤パプリカ・たまねぎは薄切りにし、バットに並べる。
3. 万能ねぎは小口切りにする。
4. 温めた揚げ油で①を揚げ、②のバットに並べる。
5. 鍋に酢・ラカントS・しょうゆ・だし汁を入れて煮立て、④にかける。
6. 器に⑤を盛り、③を散らす。

『新鮮生活ZERO糖質0あらびきウインナー』(日本ハム)を使えば、より糖質OFFが可能
キャベツとウインナーの炒め物

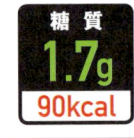

糖質 1.7g
90kcal

材料(1人分)
- キャベツ………………… 1/2枚
- ウインナー……………… 1本
- オリーブ油※…………… 小さじ1/2
- 塩………………………… 少々
- こしょう………………… 少々

※高オレイン酸タイプの油が おすすめ

作り方
1. キャベツは1cm幅に切り、ウインナーは斜め切りにする。
2. フライパンを温めてオリーブ油を敷き、①を炒めて塩・こしょうで味を調える。
3. 器に②を盛る。

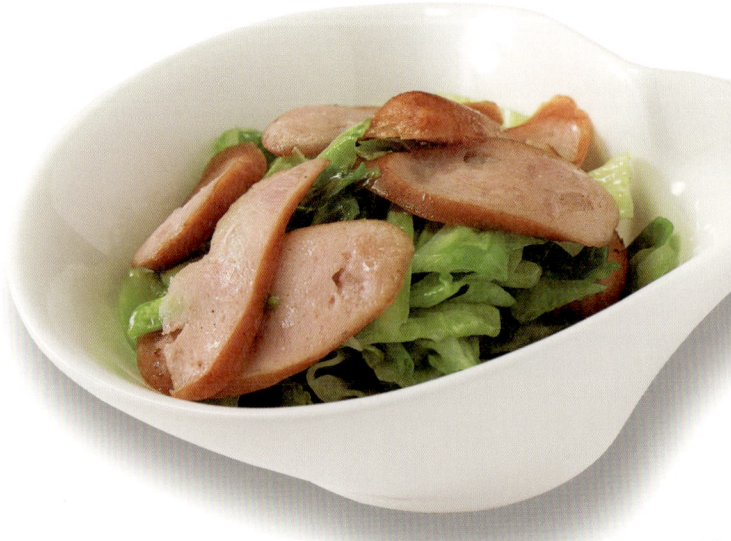

鮭のバターソテー

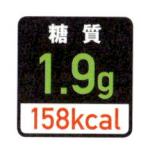

バターは糖質制限の強い味方。素材の風味を活かします

糖質 1.9g / 158kcal

材料（1人分）
- 鮭（生）……………………60g
- 生しいたけ………………1枚
- エリンギ…………………½本
- ほうれん草………………30g
- レモン（輪切り）…………1枚
- 塩……………………………少々
- こしょう……………………少々
- バター……………………小さじ2

作り方
1. 鮭は塩・こしょうをふる。
2. 生しいたけは石づきを取ってスライス、エリンギは斜めスライス、ほうれん草は3cm長さに切る。
3. フライパンを温めてバター（小さじ1）を敷き、①を焼いて器に盛る。
4. ③のフライパンにバター（小さじ1）を敷いて②を炒め、塩・こしょうで味を調え、③の器にレモンと共に添える。

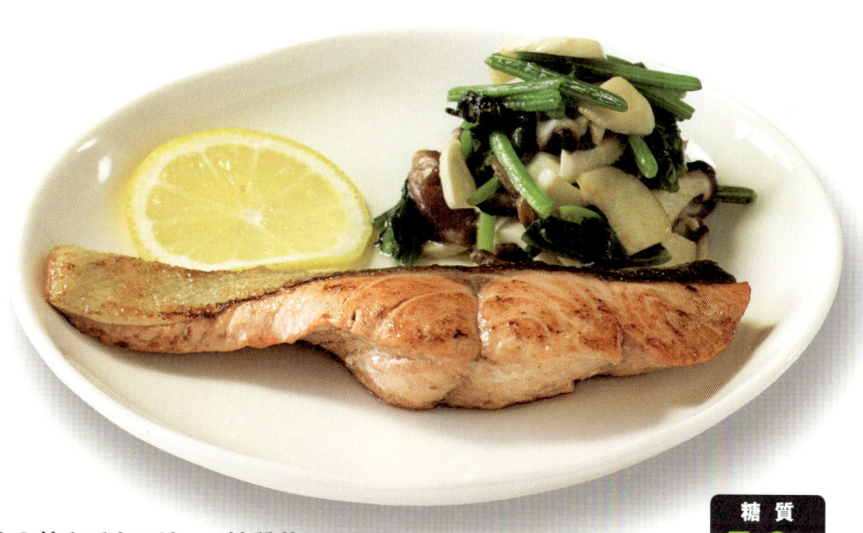

牛肉と玉ねぎの炒め物

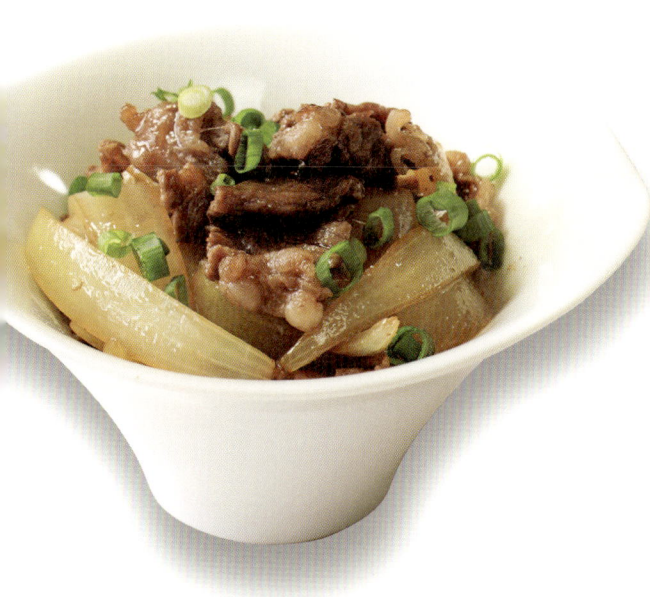

甘辛味は、ラカントSの甘みでカロリー・糖質共にOFF

糖質 5.6g / 132kcal

材料（1人分）
- 牛肉（こま切れ）……………50g
- たまねぎ…………………¼個
- 万能ねぎ…………………少々
- ごま油……………………小さじ½
- ラカントS………………小さじ1
- 酒…………………………大さじ1
- しょうゆ（こいくち）………大さじ½
- 塩・こしょう……………少々

作り方
1. 牛肉はひと口大、たまねぎはくし切りにする。
2. 万能ねぎは小口切りにする。
3. フライパンを温めてごま油を敷き、①を炒める。
4. ラカントS・酒・しょうゆを混ぜ合わせ、③に入れて絡め、塩・こしょうで味を調える。
5. 器に④を盛り、②を散らす。

野菜もタンパク質もたっぷり摂れる万能味噌汁
ごちそう豚汁

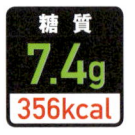

糖質 7.4g
356kcal

材料（1人分）
豚ばら肉……30g	たまねぎ…¼個
キャベツ……¼枚	葉ねぎ※…5g
にんじん……1cm厚さ	卵………1個
チンゲン菜…10g	ごま油……小さじ1・½
木綿豆腐……⅒丁	だし汁……200cc
油揚げ……¼枚	みそ……小さじ1・⅔

※白い部分が少なく、緑の部分が多いねぎ

作り方
❶ 豚ばら肉・キャベツはひと口大、にんじんはいちょう切り、チンゲン菜は2cm長さ、木綿豆腐はさいの目切り、油揚げは細切り、たまねぎは薄くスライスする。
❷ 葉ねぎは小口切りにする。
❸ 鍋にごま油（小さじ1）を敷き、①を炒める。
❹ ③にだし汁を入れて煮て、みそを溶く。
❺ 器に④を盛り、卵を割り入れて②を散らし、残りのごま油（小さじ½）をかける。

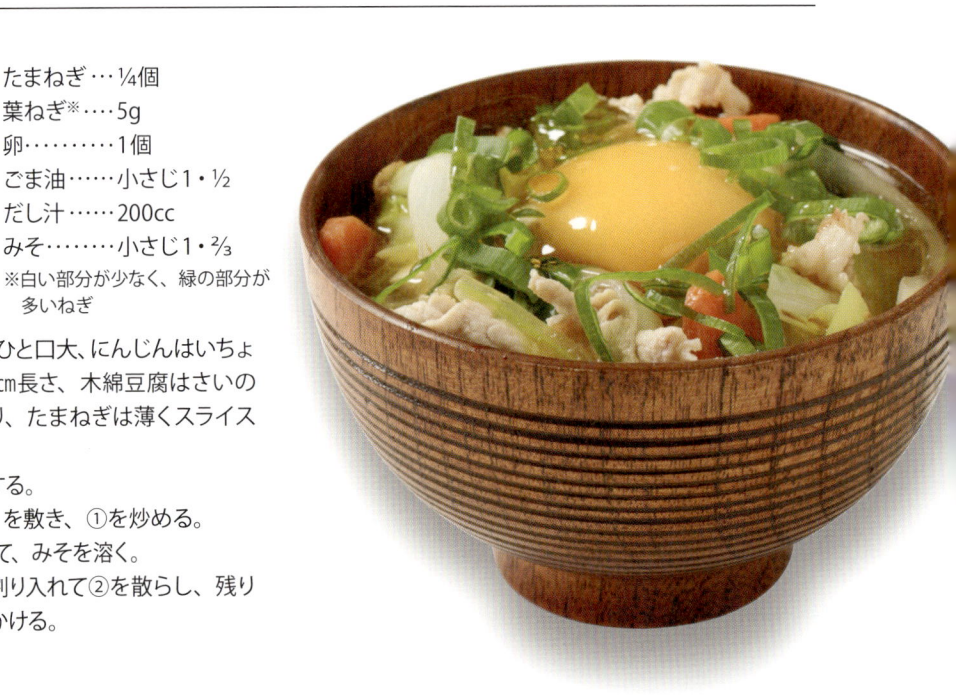

鮭の出汁で、奥深い味わいに
鮭アラの納豆味噌汁

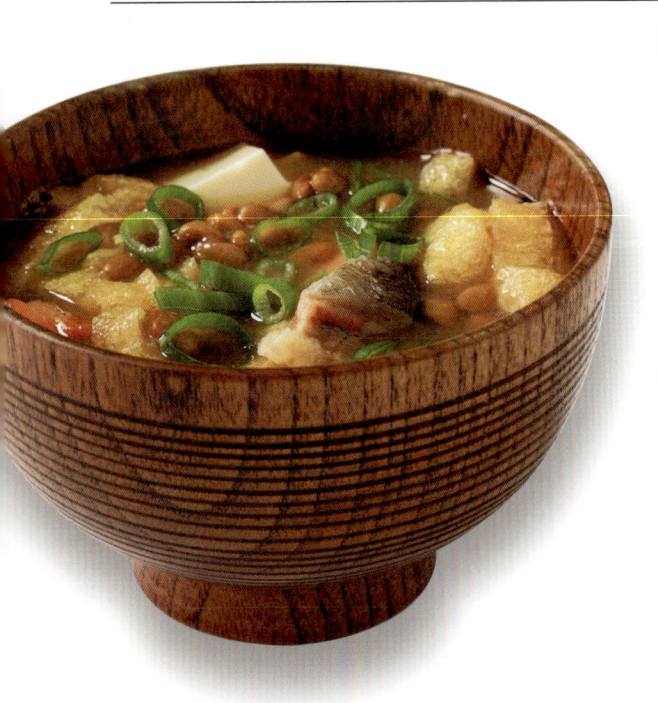

糖質 2.9g
130kcal

材料（1人分）
鮭（生・アラ）……………30g
油揚げ………………½枚
絹豆腐……………10g
葉ねぎ※……………5g
納豆………………10g
みそ………………小さじ1・⅔
だし汁……………160cc

※白い部分が少なく、緑の部分が多いねぎ

作り方
❶ 鮭は魚焼きグリルで焼く。
❷ 油揚げは細切り、絹豆腐はさいの目切りにする。
❸ 葉ねぎは小口切りにする。
❹ 鍋にだし汁・①・②・納豆を入れて煮る。
❺ ④にみそを溶き入れ、器に盛り、③を散らす。

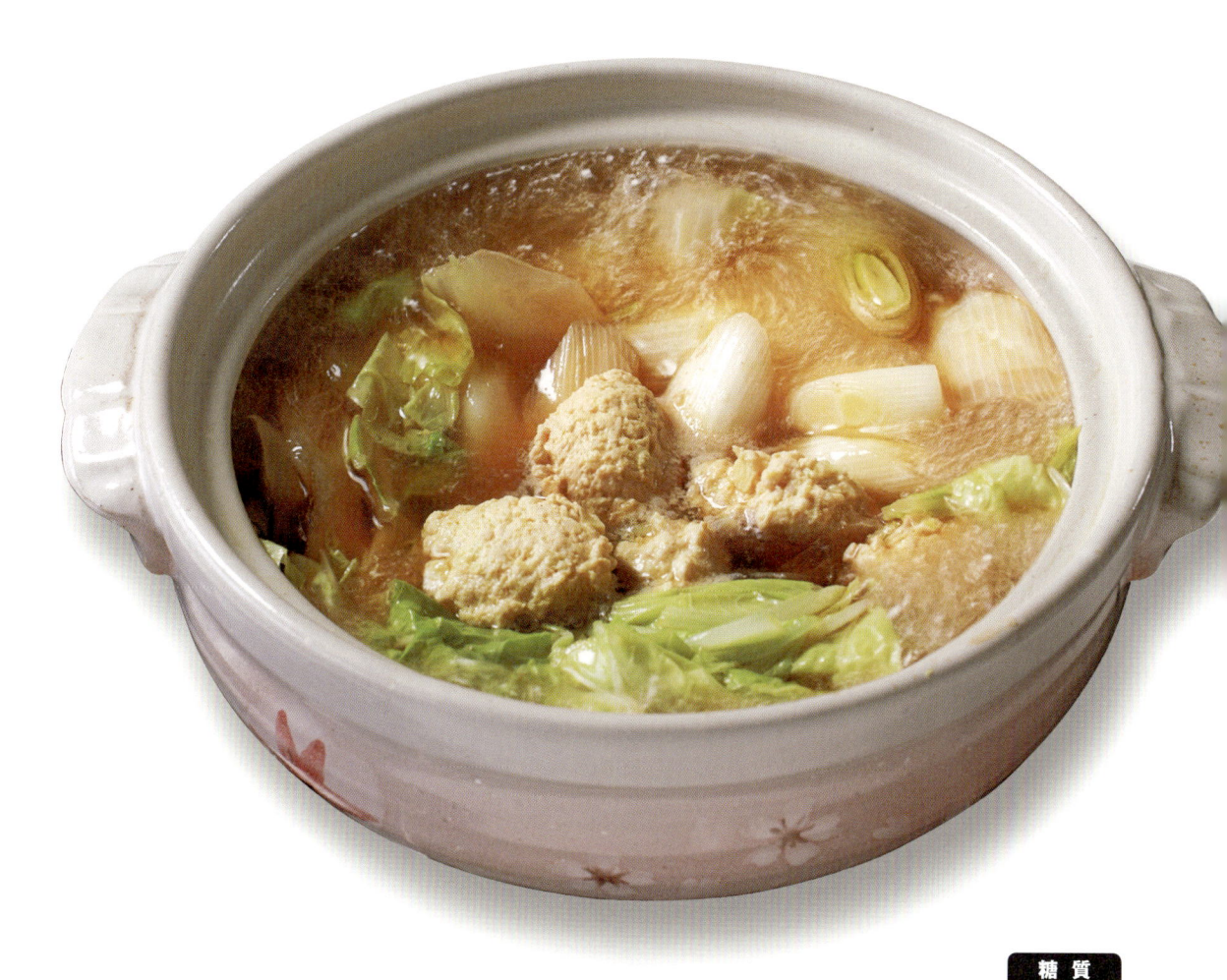

鍋は江部先生おすすめの「低糖質」メニュー
つみれ鍋

糖質 **11.6g**
248kcal

材料 （1人分）
葉深ねぎ※……½本
白菜…………1・½枚
〈つみれ〉
鶏ひき肉……60g
葉深ねぎ※……1/10本
しょうが……1片
にんにく……1片
卵……………½個

しょうゆ……大さじ1
（こいくち）
みりん………大さじ1
だし汁………400cc

※白い部分の多い、一般的に「長ねぎ」と言われるもの

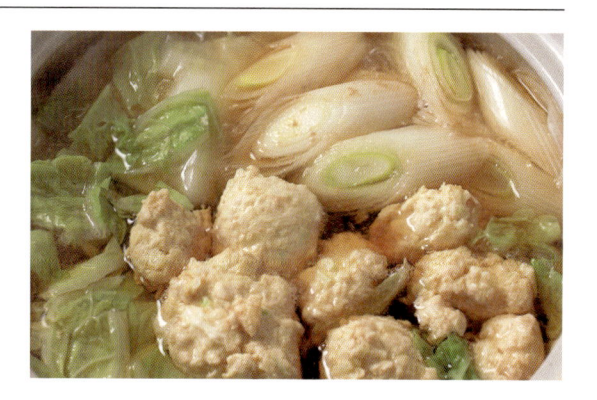

作り方
1. 葉深ねぎ（½本）は斜め切り、白菜は3cm幅のそぎ切りにする。
2. 土鍋にしょうゆ・みりん・だし汁を入れて煮立て、①を加えて煮る。
3. 葉深ねぎ（1/10本）・しょうが・にんにくはみじん切りにする。
4. ボウルに③・鶏ひき肉・卵を入れてよく混ぜ、ひと口大に丸めて②に入れて煮る。
5. 器に④を盛る。

＼「糖質制限」生活の助っ人／
素材＆調味料

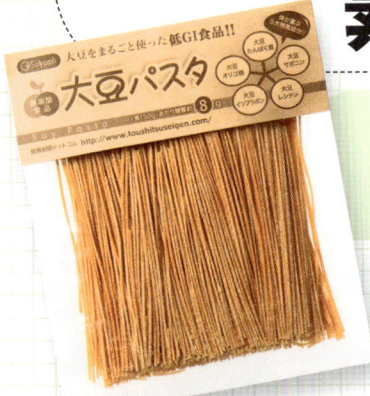

大豆100％の大豆めん
大豆パスタ

3〜5分茹でるだけで出来る大豆パスタは、大豆100％だから、低炭水化物ダイエット時に不足しがちな食物繊維を低糖質で補ってくれる。

- 1食分（50g）あたり
糖質7.6g、191kcal。1袋350円。

糖質オフ　ぽん酢

ゆずの風味豊かなポン酢が、糖質オフで登場。鍋や魚などの和食だけでなく、サラダやステーキなどの洋食にもぴったり。

- 100gあたり
糖質4.8g、38kcal。
1本（360ml入）525円。

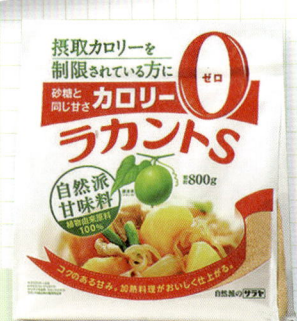

カロリー0の自然派甘味料
ラカントS

「羅漢果」から抽出した甘味成分エリスリトールでできた自然派甘味料。どんな料理にも最適。糖類0、カロリー0。

- 1袋（800g入）。2400円。

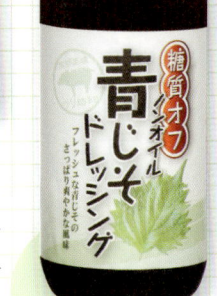

糖質オフ
トマトケチャップ

一般的なケチャップは100g中25g以上の糖質が含まれるのに対し、本品はたったの5.6g。糖質OFFのケチャップが加わることで、料理のバリエーションがグッと広がること間違いなし！

- 100gあたり
糖質5.6g、25kcal。
1本（290g入）840円。

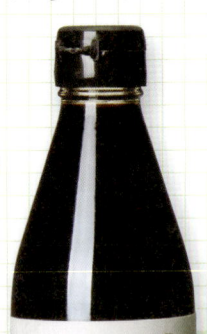

糖質オフ
ノンオイル青じそドレッシング

ノンシュガー＆ノンオイルの糖質制限ドレッシング。サラダはもちろん、和風ソースやつけダレとしても最適。

- 100gあたり
糖質4.9g、34kcal。1本（360ml入）630円。

国産大豆粉　大豆生活

小麦粉や米粉の代わりに使えるのが、糖質が少なく低GIである「大豆」粉。小麦粉に比べて糖質量を75％もカットすることが可能。

- 1食分20gあたり
糖質3.7g、64.8kcal。1袋（100g入）340円。

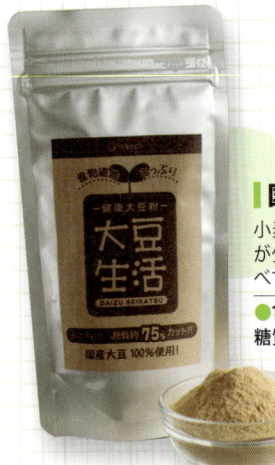

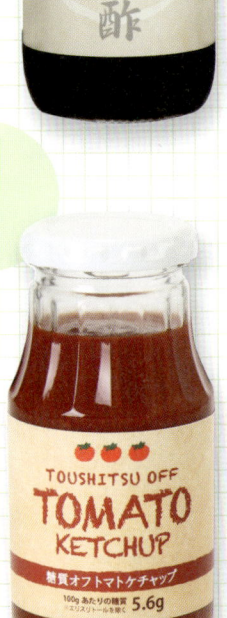

糖質オフ
ウスターソース

野菜の旨みだけを抽出し、糖質をオフにしたソースが完成。甘みの決め手は糖類・カロリー0の「羅漢果」エキス。

- 100gあたり
糖質5.0g、24kcal。
1本（360ml入）525円。

注文先一覧 ➡ 【糖質制限.com】 http://www.toushitsuseigen.com/

※それぞれの注文はインターネットで

/ 教育入院か来院しないと食べられない！\
糖尿病・肥満を克服！

高雄病院の1ヶ月間・日替わり「糖質制限」給食

- きのこたっぷりコンソメスープ
- 魚介のバターソテー
- 卵サラダ
- 鶏肉ごま風味焼
- 中華風煮奴

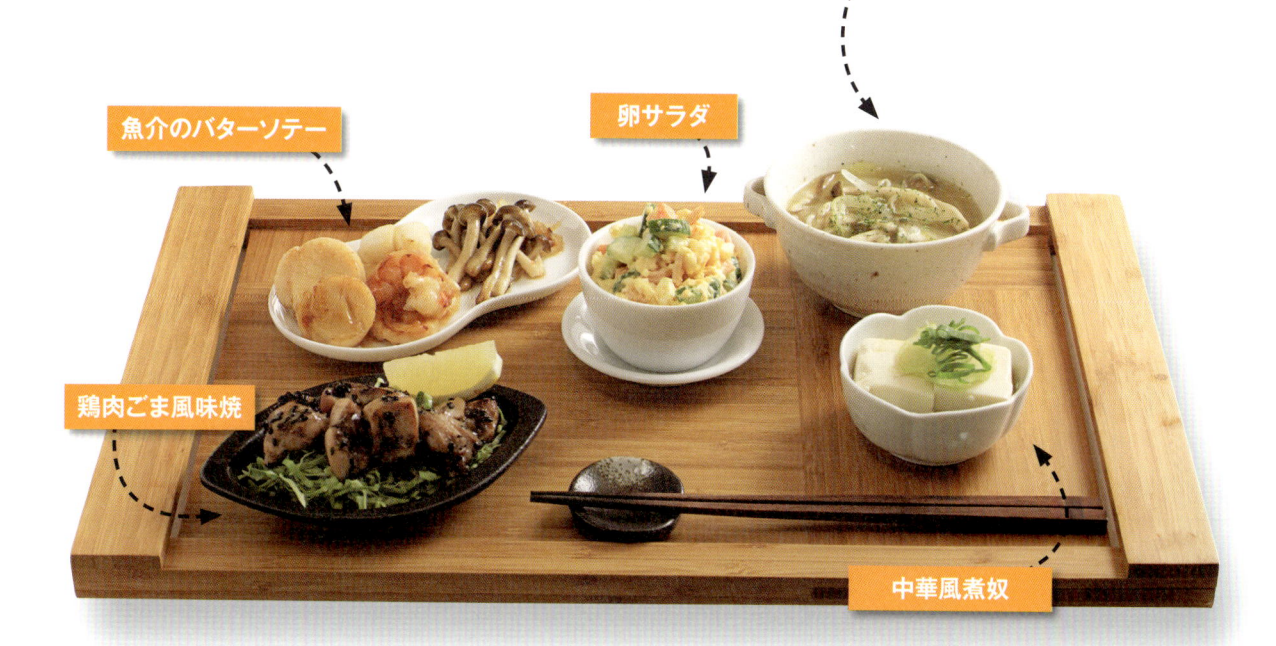

おぼえておきたい！従来のカロリー制限食は患者を増やす

おかずたっぷり！糖質制限食

「糖質制限」食の特徴
給食献立の一食あたり糖質量は20g以下、エネルギー量は500kcal台が基本。主食がない分、タンパク質・脂質でカロリーを補う

- 糖質 約12%
- タンパク質 約32%
- 脂質 約56%

比較

食後高血糖を招く 従来のカロリー制限食

「カロリー制限」食の特徴
一般的な糖尿病療法食（カロリー制限食）は、血糖値を上げる糖質が6割を占める。食後高血糖を招きやすいうえ、「糖質制限食」に比べてボリュームが少ない

- タンパク質 約20%
- 脂質 20〜25%
- 糖質 約55〜60%

始めてすぐに効果が出る

写真を見れば一目瞭然ですが、上段の糖質制限食はおかず4品と6Pチーズが1個です。入院中のスーパー糖質制限食は1400〜1600kcal／日なので、朝がやや少なめで昼と夕は500〜600kcalです。これで糖質は20g足らずなので血糖値の上昇は60mg未満で、食べても食後高血糖が生じません。一方下段の同一カロリーの従来の糖尿病食は炊いたご飯が一人前ついてます。これだけで64gの糖質で、野菜の糖質も含めたら75gはあります。そうすると2型糖尿人なら「3mg×75g」で225mgも食後血糖値が上昇します。空腹時血糖値が105mgで正常でも、従来の糖尿病食を食べたら食後血糖値は330mgになります。

62

糖尿病・肥満を克服！ 高雄病院の1ヶ月間・日替わり「糖質制限」給食

高雄病院 「糖質制限」給食の基本構成

副菜・小
「メイン料理」や「副菜大」で使用していない、野菜・きのこ・海藻類を補充。マヨネーズや油などでカロリー調整をする役割も

副菜・大
「メイン料理」に使っていない〝タンパク質〟食材＋野菜

デザート
イベントがあるときには、『ラカントＳ』や『パルスイートカロリーゼロ』を使用した、低糖質のデザートを用意

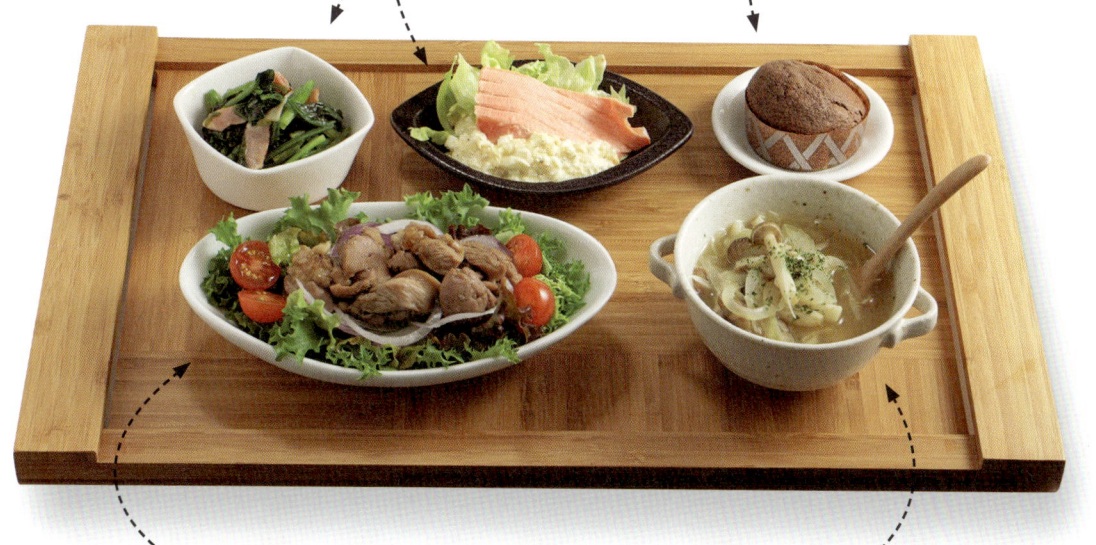

メイン料理
糖質をほとんど含まない〝タンパク質〟から素材を選び、野菜をプラス

汁物
料理にあった汁物を選び、野菜・きのこ・海藻類を主として、主食がない分の満腹感を補う

調理の工夫とメニュー構成

「糖質制限食では主食を抜くので、魚や肉、大豆製品、卵などの脂質・タンパク質が中心になります。ここに野菜・きのこ・海藻類や、バター・マヨネーズなどの油脂類もあわせ、主菜・副菜の〝おかず〟をたっぷりと用意するのが基本。たとえば、主菜・副菜の1品の量を増やして主食分を補ったり、鍋物で様々な食材をいっぺんに摂ってもよいでしょう。また、低糖質のパンを主食として活用するのも人気です。

味付けのお薦めは塩味ですが、ワンパターンでは飽きるので、薬味や適量の香辛料を使うと、バリエーションが広がります。甘い味付けが欲しいときは、ラカントＳなどを用いて。揚げ物の衣は低糖質の大豆粉を使用すればＯＫ。ソースやケチャップ、それに最近よく出回っている便利な○○のたれなどの調味料には、糖質が多く含まれるので要注意。デザートには旬のフルーツを少量摂ったり、時には本格的に出汁をとって調理をするのもお薦めです。

63

01日目 イワシの蒲焼き定食

EPAを含んだイワシを、大豆粉使用で低糖質の蒲焼に

Total
糖質 **8.2g**
530kcal

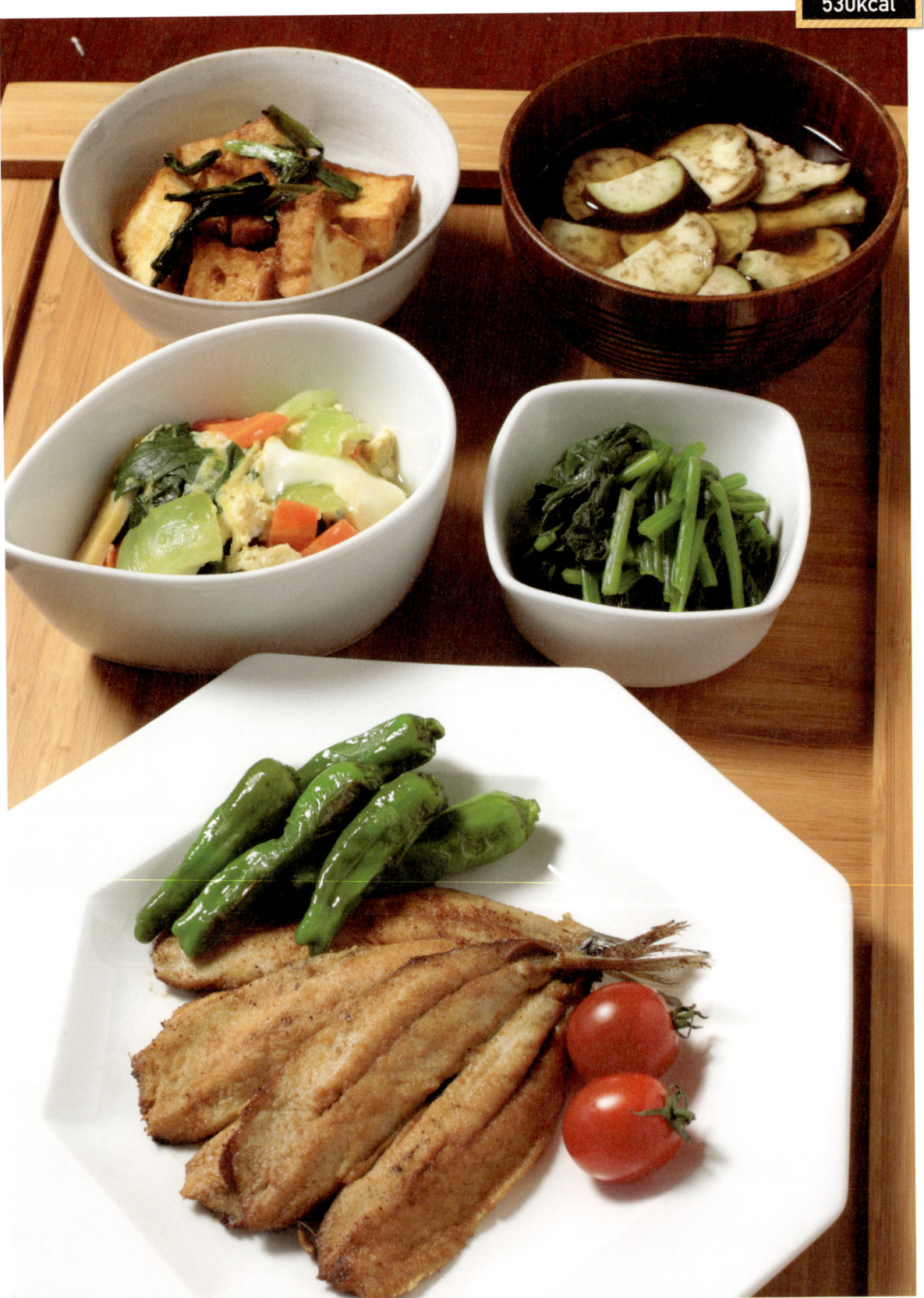

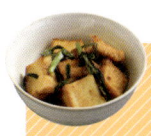

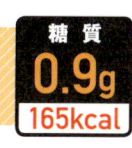

厚揚げのピリ辛炒め
糖質 0.9g / 165kcal

材料（1人分）
- 厚揚げ……………………100g
- にら………………………5g
- ごま油……………………小さじ¼
- オイスターソース…………小さじ½
- しょうゆ（こいくち）………小さじ1弱

作り方
1. 厚揚げは1cm厚さに切る。
2. にらは3cm長さに切る。
3. フライパンにごま油を敷き、①を入れて焼き色を付ける。
4. ③に②を入れてさっと炒め、オイスターソース・しょうゆで味を調える。
5. 器に④を盛る。

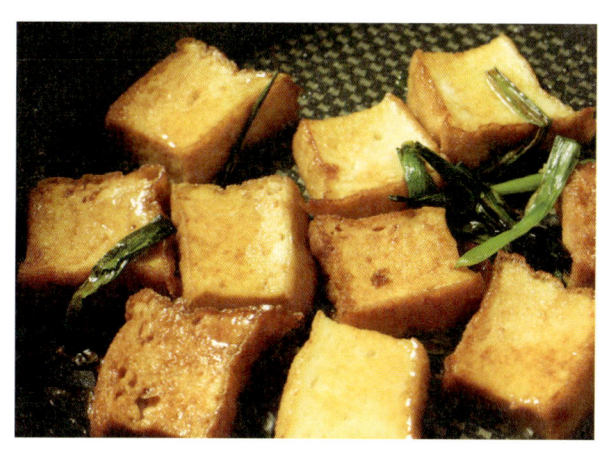

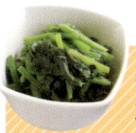

イワシの蒲焼き
糖質 2.7g / 206kcal

材料（1人分）
- イワシ（生・開き）…80g
- おいしい大豆（粉）…小さじ⅔
- しょうゆ（こいくち）…小さじ⅔
- 油……………………少々

〈付け合わせ〉
- ししとう……6本
- ミニトマト…2個

作り方
1. イワシにおいしい大豆をまぶし、油を敷いたフライパンで両面を焼く。
2. イワシに火が通ったらしょうゆを回し入れて絡める。
3. ししとうをフライパンで焼く。
4. 器に②と③を盛り、ミニトマトを添える。

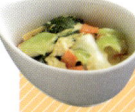

チンゲン菜と高野豆腐の卵とじ
糖質 1.6g / 113kcal

材料（1人分）
- チンゲン菜……½株
- にんじん………1cm厚さ
- 高野豆腐（乾燥）…⅓個
- 卵………………1個
- だし汁…………100cc
- しょうゆ（うすくち）…小さじ⅔

作り方
1. チンゲン菜は2cm長さに切り、にんじんは短冊切りにする。
2. 高野豆腐は水で戻し、水気をしぼってにんじんの大きさに合わせて切る。
3. 鍋に①・②・だし汁・しょうゆを入れて煮立て、溶き卵を回し入れて火を止める。
4. 器に③を盛る。

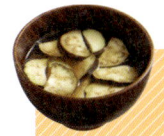

ほうれん草のねりごま和え
糖質 0.5g / 21kcal

材料（1人分）
- ほうれん草………………70g
- 練りごま（白）……………小さじ⅙
- しょうゆ（こいくち）………小さじ⅓

作り方
1. ほうれん草は塩（分量外）を入れた熱湯でゆでて冷水に取り、水気をしぼり3cm長さに切る。
2. ボウルに練りごま・しょうゆを入れてよく混ぜ、①を和える。
3. 器に②を盛る。

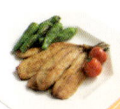

なすの味噌汁
糖質 2.5g / 25kcal

材料（1人分）
- なす……小½本
- みそ……小さじ1・⅔
- だし汁………160cc

作り方
1. なすは半月切りにする。
2. 鍋に①・だし汁を入れてなすがやわらかくなるまで煮る。
3. ②にみそを溶き入れ、器に盛る。

02日目 豚肉のアスパラ巻き定食

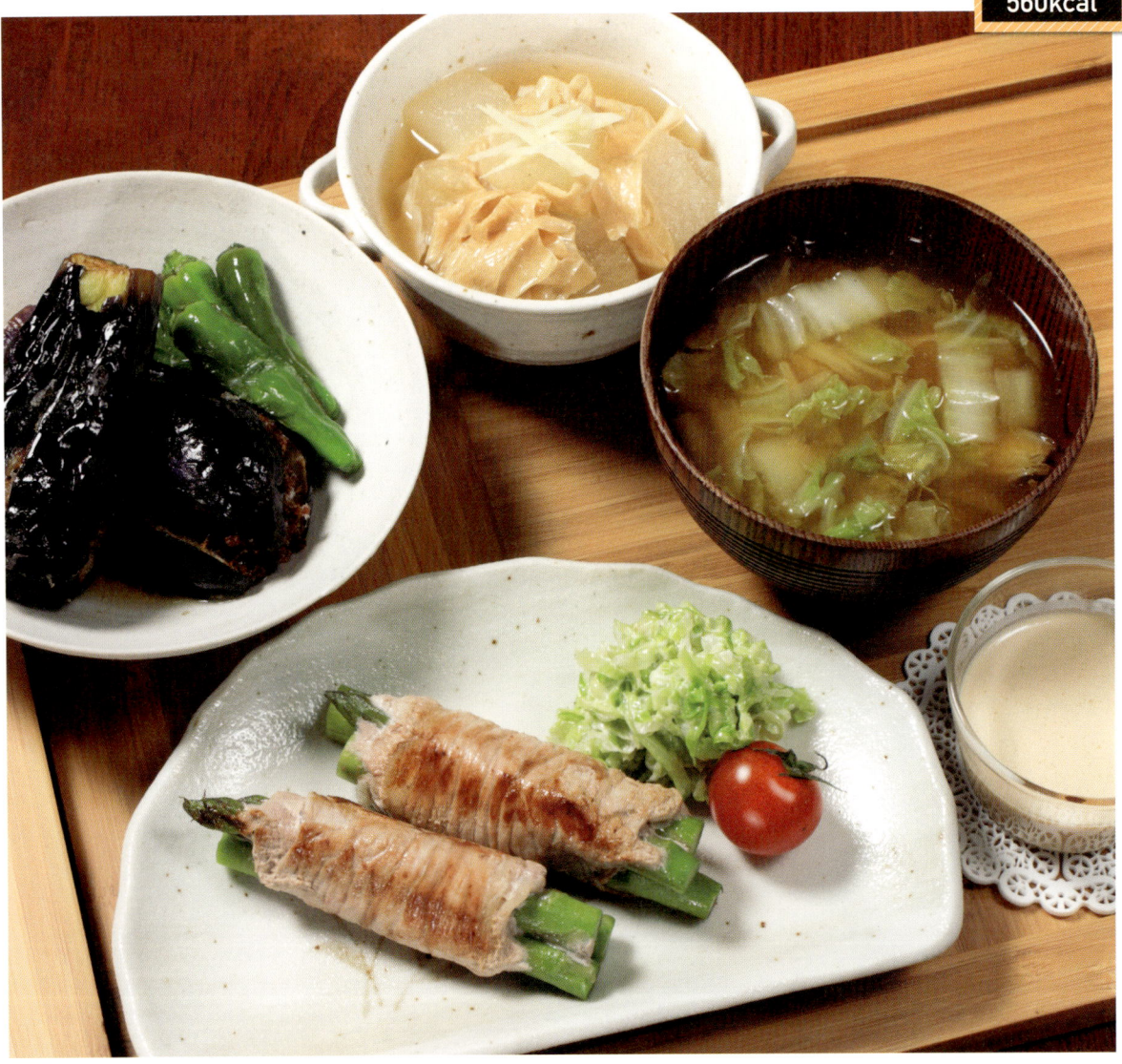

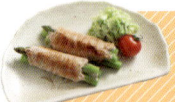

糖質を燃焼させるビタミンB_1が豊富な豚肉を使って

Total 糖質 16.9g / 560kcal

豚肉のアスパラ巻き
糖質 4.0g / 160kcal

材料（1人分）
- アスパラガス……………2本
- 豚もも肉（スライス）………50g
- しょうゆ（こいくち）………小さじ1
- 油……………………少々

《付け合わせ》
- キャベツ……………1枚弱
- ミニトマト……………1個
- マヨネーズ……………小さじ2・½

作り方
❶ アスパラガスは半分に切り、塩（分量外）を入れた熱湯でゆでる。
❷ 豚もも肉を広げ、①をのせて巻く。
❸ フライパンに油を敷き、②を焼いてしょうゆを回し入れて絡める。
❹ キャベツはせん切りにし、塩（分量外）を入れた熱湯でゆでて冷水にとり、水気をしぼってマヨネーズと和える。
❺ 器に③を盛り、④・ミニトマトを添える。

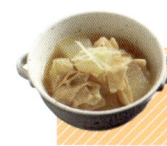

糖尿病・肥満を克服！　高雄病院の1ヶ月間・日替わり「糖質制限」給食

冬瓜と湯葉の含め煮

糖質 **3.4g** / 43kcal

材料（1人分）
- 冬瓜……………………150g
- しょうが…………………½片
- 湯葉（生）………………10g
- しょうゆ（うすくち）………小さじ⅔
- だし汁……………………200cc

作り方
① 冬瓜はひと口大に切り、しょうがはせん切りにする。
② 湯葉は食べやすい大きさに切る。
③ 鍋に冬瓜・しょうゆ・だし汁を入れ、冬瓜が透明になるまで煮る。
④ ③に②を入れてひと煮立ちさせて器に盛り、しょうがを飾る。

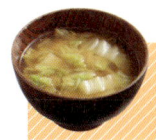

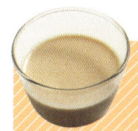

紅茶ムース

糖質 **1.1g** / 106kcal

材料（1人分）
- 無調整豆乳………………大さじ2
- 紅茶葉……………………少々
- ラカントS…………………大さじ1弱
- 寒天（粉）………………小さじ½
- 生クリーム………………大さじ1・⅓
- 水…………………………大さじ2

作り方
① 鍋に水・無調整豆乳・紅茶葉を入れて火にかけて煮出し紅茶葉をこす。
② ①を鍋に戻してラカントSを加え溶かし、寒天を入れ煮立てる。
③ ボウルに生クリームを入れて泡立て、②を加えて混ぜる。
④ 器に③を流し入れ、冷蔵庫で冷やし固める。

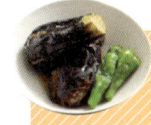

白菜の味噌汁

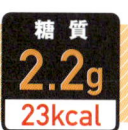

糖質 **2.2g** / 23kcal

材料（1人分）
- 白菜………………………⅓枚
- みそ………………………小さじ1・⅔
- だし汁……………………160cc

作り方
① 白菜は1cm幅に切る。
② 鍋に①・だし汁を入れて白菜がやわらかくなるまで煮る。
③ ②にみそを溶き入れ、器に盛る。

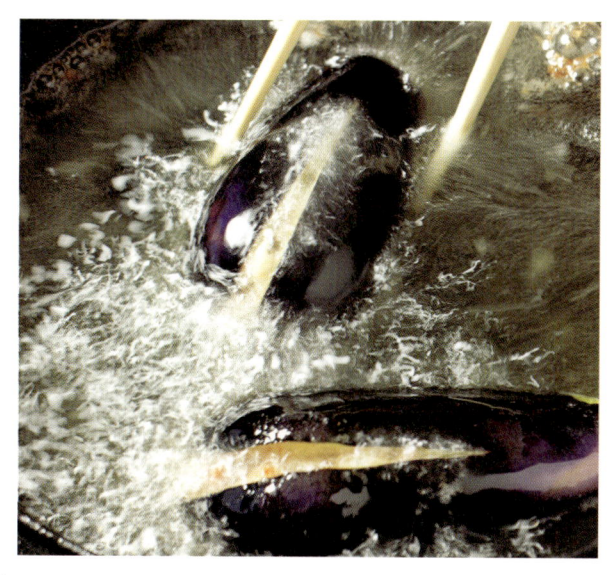

なすのはさみ揚げ

糖質 **6.2g** / 228kcal

材料（1人分）
- なす………………………小2本
- たまねぎ…………………10g
- 合びき肉…………………20g
- ししとう……………………4本
- 卵…………………………小さじ½
- 塩…………………………少々
- 片栗粉……………………小さじ⅔
- 揚げ油……………………適量

《天つゆ》
- しょうゆ（うすくち）………小さじ½
- だし汁……………………大さじ1

作り方
① なすはヘタを切り落として十字に切り込みを入れ、片栗粉をまぶす。
② たまねぎはみじん切りにする。
③ ボウルに②・合びき肉・卵・塩を入れて粘りがでるまでよく混ぜる。
④ ①の切り込み部分に③を詰める。
⑤ 揚げ油を温め、④・ししとうを揚げ、器に盛る。
⑥ しょうゆ・だし汁を合わせて天つゆを作り、別の器に盛る。

03日目 牛肉すき焼き風煮定食

糖質が多めなたまねぎは、分量を加減しながら甘みをうまく活用して

Total
糖質 **16.8g**
536kcal

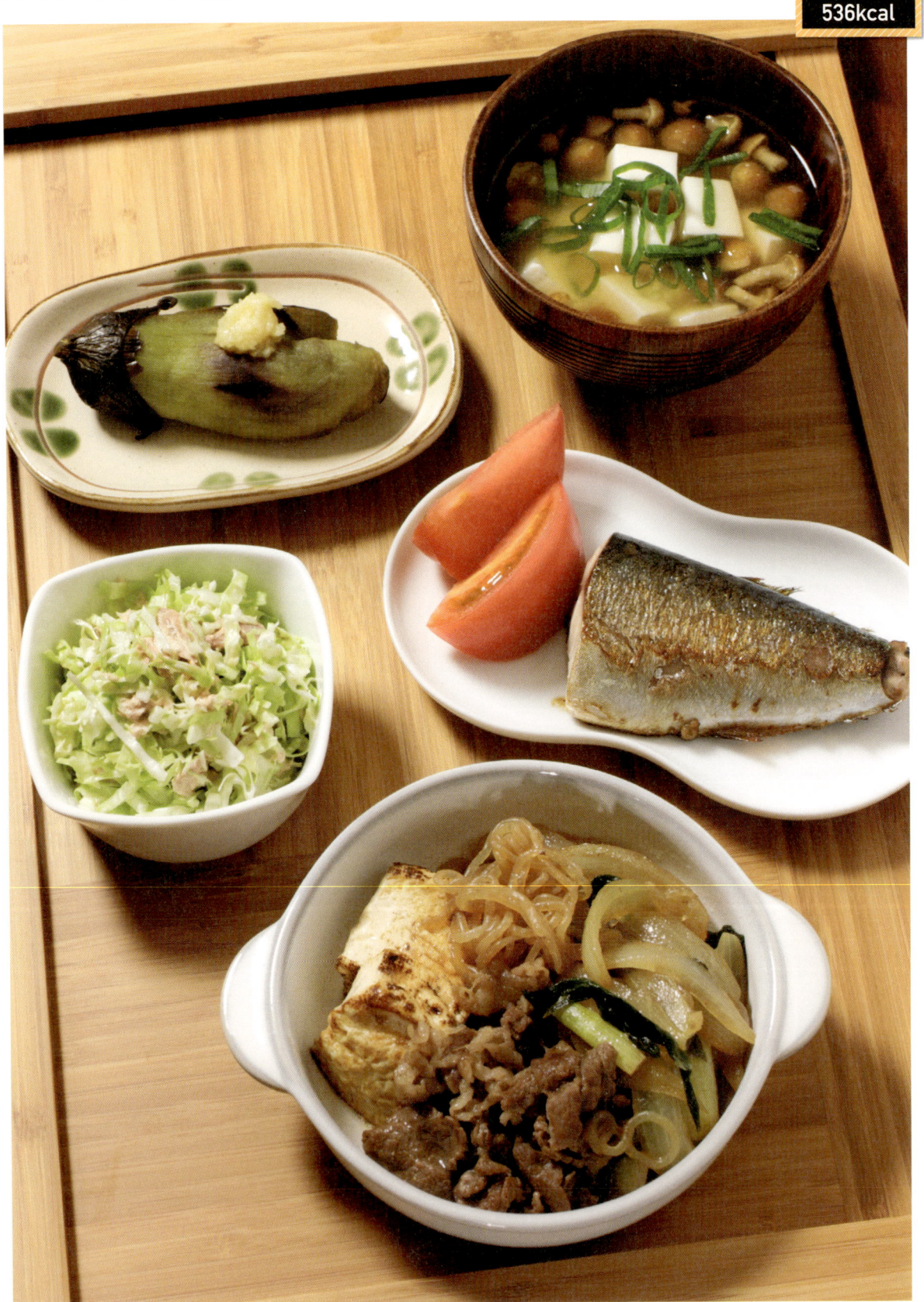

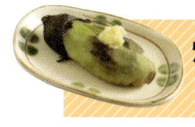

糖尿病・肥満を克服！ 高雄病院の1ヶ月間・日替わり「糖質制限」給食

焼きなす
糖質 3.0g / 23kcal

材料（1人分）
- なす……………………小1・½本
- しょうが………………½片
- しょうゆ（うすくち）………小さじ½

作り方
1. なすは皮に切れ目を入れて魚焼きグリルで焼く。
2. ①の皮をむき、食べやすい大きさに切る。
3. しょうがはすりおろす。
4. 器に②を盛り、③をのせてしょうゆをかける。

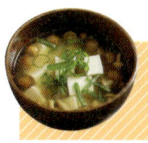

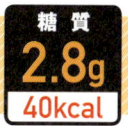

なめこと豆腐の味噌汁
糖質 2.8g / 40kcal

材料（1人分）
- なめこ……………………⅕袋
- 絹豆腐……………………⅒丁
- 葉ねぎ※…………………5g
- みそ………………………小さじ1・⅔
- だし汁……………………160cc

※白い部分が少なく、緑の部分が多いねぎ

作り方
1. 絹豆腐は1cm角に切る。
2. 葉ねぎは小口切りにする。
3. 鍋に①・なめこ・だし汁を入れて、絹豆腐に火が通るまで煮る。
4. ③にみそを溶け入れ、器に盛り、②を散らす。

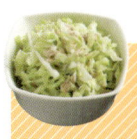

ツナとキャベツのサラダ
糖質 2.2g / 135kcal

材料（1人分）
- ツナ（缶詰）………………¼缶
- キャベツ……………………1枚
- マヨネーズ…………………小さじ2・½

作り方
1. キャベツはせん切りにする。
2. ボウルに①・ツナ・マヨネーズを入れて和える。
3. 器に②を盛る。

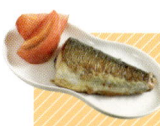

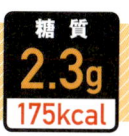

サバの照り焼き
糖質 2.3g / 175kcal

材料（1人分）
- サバ………………………80g
- トマト……………………½個
- しょうゆ（こいくち）………小さじ½
- 油※…………………………少々

※高オレイン酸タイプの油がおすすめ

作り方
1. サバにしょうゆを塗る。
2. フライパンに油を敷き、①を焼く。
3. トマトはくし切りにする。
4. 器に②を盛り、③を添える。

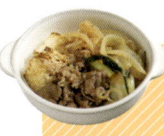

牛肉すき焼き風煮
糖質 6.5g / 163kcal

材料（1人分）
- 牛肉（肩・赤身）……………40g
- 葉ねぎ※……………………⅓本
- たまねぎ……………………⅓個
- 焼き豆腐……………………⅙丁
- 糸こんにゃく………………30g
- しょうゆ（こいくち）………小さじ1
- 油……………………………少々

※白い部分が少なく、緑の部分が多いねぎ

作り方
1. 牛肉はひと口大に切り、葉ねぎは斜め切り、たまねぎはくし切り、焼き豆腐は半分に切る。
2. 鍋に油を敷き、①・糸こんにゃくを入れて炒める。
3. ②にしょうゆを入れて炒め煮にし、器に盛る。

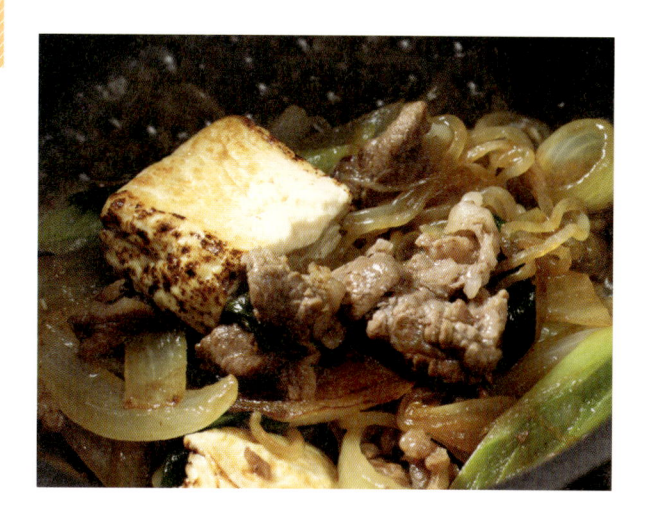

04日目 海老フライ定食

衣は低糖質の大豆粉で。タルタルソースをプラスしてもOK

Total
糖質 **10.7g**
507kcal

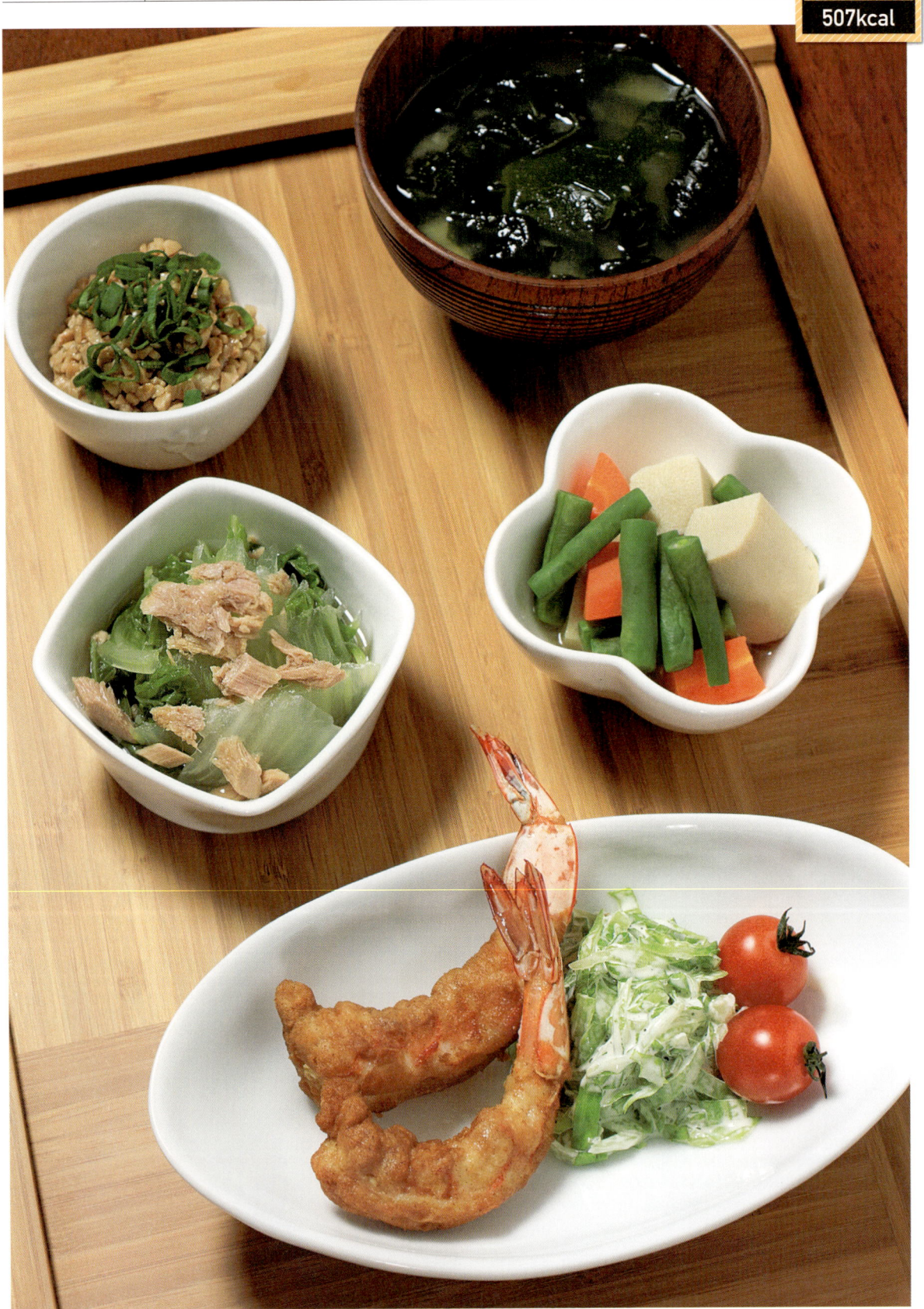

糖尿病・肥満を克服！ 高雄病院の1ヶ月間・日替わり「糖質制限」給食

高野のさっと煮
糖質 2.2g / 64kcal

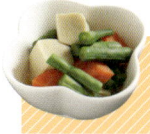

材料（1人分）
- 高野豆腐……………………2/3個
- にんじん……………………2cm厚さ
- いんげん……………………10g
- しょうゆ（うすくち）………小さじ2/3
- だし汁………………………150cc

作り方
1. 高野豆腐は水で戻し、水気をしぼって4等分に切り、にんじんはいちょう切りにする。
2. 鍋に①・いんげん・しょうゆ・だし汁を入れ、にんじんがやわらかくなるまで煮る。
3. 器に②を盛る。

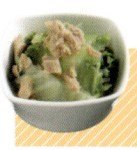

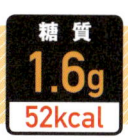

白菜とツナ缶の煮浸し
糖質 1.6g / 52kcal

材料（1人分）
- 白菜……………………………4/5枚
- ツナ（缶詰）…………………1/5缶
- しょうゆ（うすくち）………小さじ1/3
- だし汁…………………………80cc

作り方
1. 白菜はひと口大のそぎ切りにする。
2. 鍋に①・ツナ・しょうゆ・だし汁を入れ、白菜がやわらかくなるまで煮る。
3. 器に②を盛る。

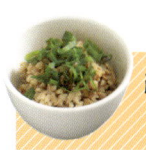

納豆
糖質 2.6g / 99kcal

材料（1人分）
- 納豆（ひきわり）……………50g
- 葉ねぎ※………………………3g
- しょうゆ（こいくち）………小さじ1/3

※白い部分が少なく、緑の部分が多いねぎ

作り方
1. ねぎは小口切りにする。
2. 器に納豆を入れて①をのせ、しょうゆをかける。

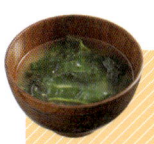

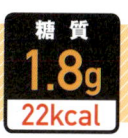

わかめの味噌汁
糖質 1.8g / 22kcal

材料（1人分）
- カットわかめ…………………2g
- みそ……………………………小さじ1・2/3
- だし汁…………………………160cc

作り方
1. カットわかめは水に入れて戻す。
2. 鍋に水気をしぼった①・だし汁を入れて煮る。
3. ②にみそを溶き入れ、器に盛る。

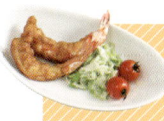

海老フライ
糖質 2.5g / 270kcal

材料（1人分）
- エビ……………………………2尾
- おいしい大豆（粉）…………大さじ1弱
- 卵………………………………小さじ1
- 揚げ油…………………………適量

〈付け合わせ〉
- レタス…………………………1枚
- ミニトマト……………………2個
- マヨネーズ……………………小さじ2・1/2

作り方
1. エビは殻をむき、腹側に切り込みを入れて身を伸ばす。
2. ①においしい大豆・溶き卵・おいしい大豆の順で衣をつける。
3. 揚げ油を温め、②を揚げる。
4. レタスを細切りにし、マヨネーズで和える。
5. 器に③を盛り、④・ミニトマトを添える。

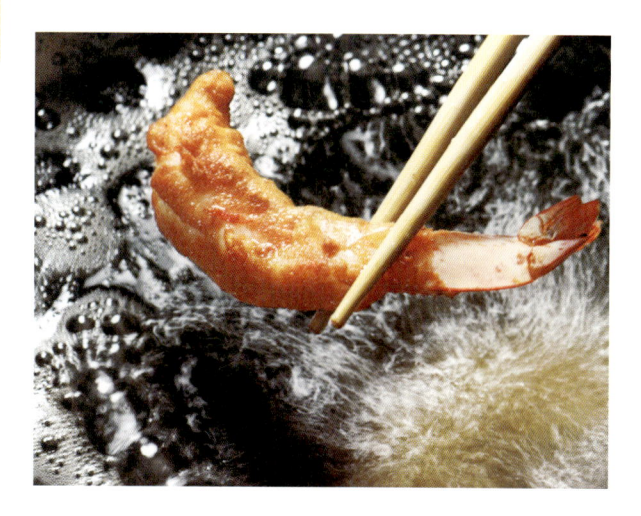

05日目 鶏のハーブ焼き定食

糖質ゼロの鶏肉は重宝な食材

Total
糖質 **8.7g**
572kcal

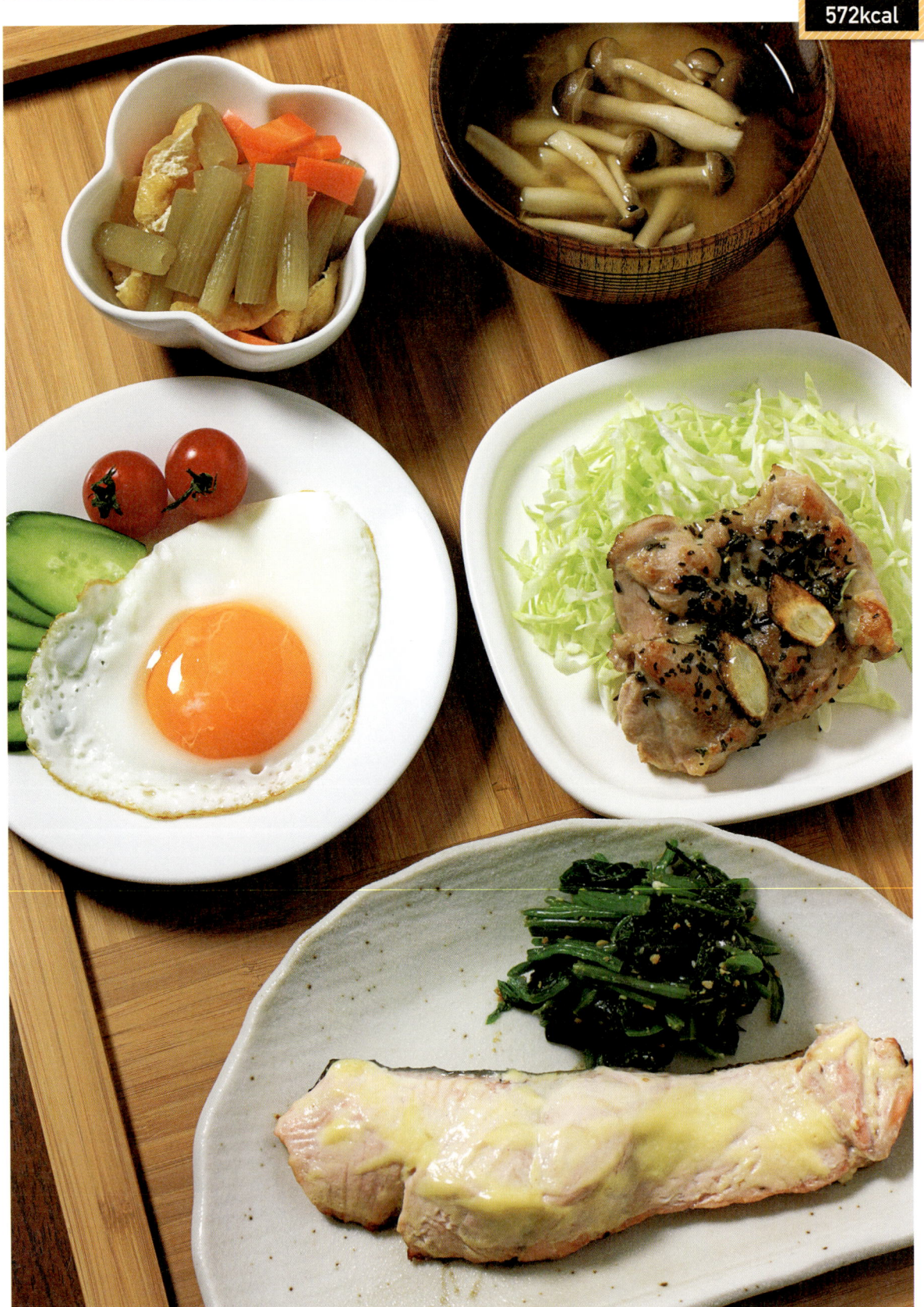

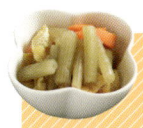

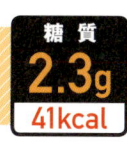

ふきの煮物
糖質 2.3g / 41kcal

材料（1人分）
- ふき（水煮）……………70g
- にんじん……………2cm厚さ
- 油揚げ………………1/3枚
- しょうゆ（うすくち）……小さじ1/2
- だし汁…………………200cc

作り方
1. ふきは3cm長さに切り、にんじんは短冊切り、油揚げはにんじんの大きさに合わせて切る。
2. 鍋に①・しょうゆ・だし汁を入れ、にんじんがやわらかくなるまで煮る。
3. 器に②を盛る。

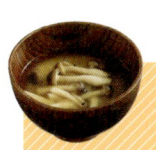

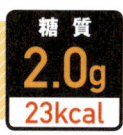

しめじの味噌汁
糖質 2.0g / 23kcal

材料（1人分）
- しめじ…………………1/4パック
- みそ……………小さじ1・2/3
- だし汁…………………160cc

作り方
1. しめじは根元を切り落としてほぐす。
2. 鍋に①・だし汁を入れて煮る。
3. ②にみそを溶き入れ、器に盛る。

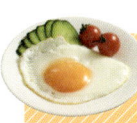

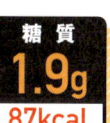

目玉焼き
糖質 1.9g / 87kcal

材料（1人分）
- 卵………………………1個
- きゅうり………………1/3本
- ミニトマト……………2個
- 塩………………………少々

作り方
1. テフロン加工のフライパンを温め、卵を割り入れて焼く。
2. きゅうりは斜め切りにする。
3. 器に①を盛って塩をふり、②・ミニトマトを添える。

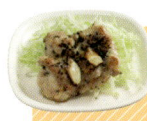

鶏のハーブ焼
糖質 1.3g / 188kcal

材料（1人分）
- 鶏もも肉………………70g
- にんにく………………少々
- 塩………………………少々
- タイム（粉）……………少々
- バジル（粉）……………少々
- 油※……………………少々

※高オレイン酸タイプの油がおすすめ

〈付け合わせ〉
- キャベツ………………2/3枚

作り方
1. にんにくは薄くスライスする。
2. 鶏もも肉に塩・タイム・バジルをふる。
3. フライパンを温めて油を敷き、①を入れて香りがでてきたら②を入れ、両面を焼く。
4. キャベツはせん切りにする。
5. 器に③を盛り、④を添える。

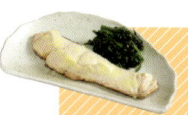

鮭のマヨネーズ焼き
糖質 1.2g / 233kcal

材料（1人分）
- 銀鮭（生）………………70g
- 塩………………………少々
- マヨネーズ……………小さじ2・1/2

〈付け合わせ〉
- ほうれん草……………60g
- ごま（白）………………小さじ1/3
- しょうゆ（こいくち）……小さじ1/2

作り方
1. 銀鮭は塩をふり、マヨネーズを塗ってテフロン加工のフライパンで焼く。
2. ほうれん草は塩（分量外）を入れた熱湯でゆでて冷水に取り、水気をしぼり3cm長さに切る。
3. すり鉢にごまを入れてすり、しょうゆを加え②を入れて和える。
4. 器に①を盛り、③を添える。

06日目 ロールキャベツ定食

中の具に豆腐を加えてヘルシー、かつ満足感のある1品に

Total
糖質 **15.6g**
520kcal

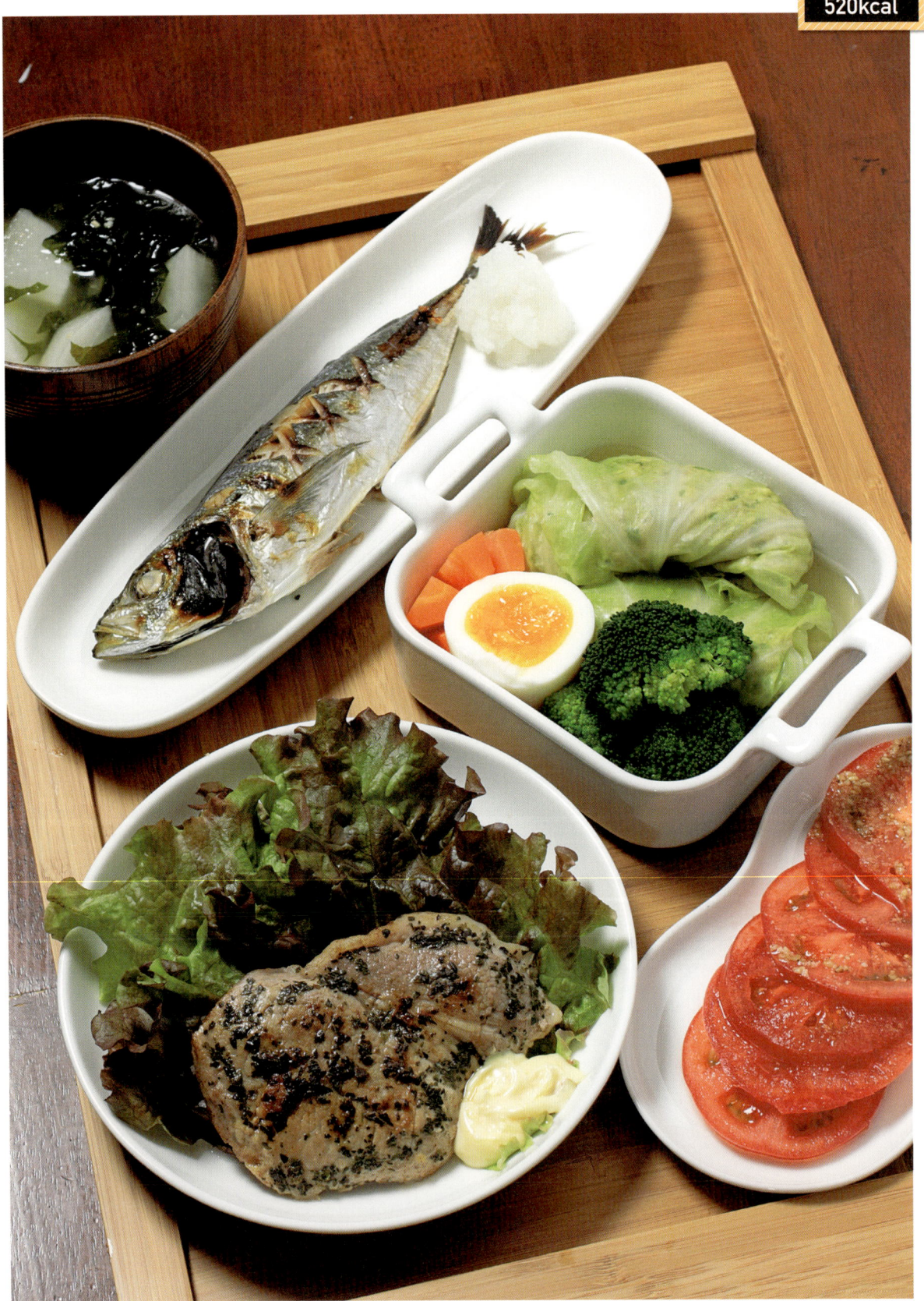

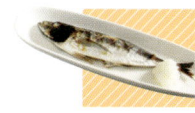

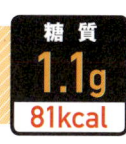

アジの塩焼
糖質 1.1g　81kcal

材料（1人分）
- アジ……60g
- 塩……少々
- 油……少々
- 大根……1.5cm厚さ

作り方
1. アジは塩をふる。
2. フライパンに油を敷き、①を焼く。
3. 大根はすりおろす。
4. 器に②をのせ、③を添える。

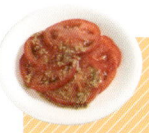

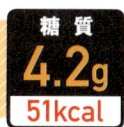

トマトのごま醤油かけ
糖質 4.2g　51kcal

材料（1人分）
- トマト……1個
- ごま（白）……小さじ⅔
- ごま油……小さじ½
- しょうゆ（うすくち）……小さじ⅓
- 酢……小さじ1

作り方
1. トマトは薄くスライスする。
2. すり鉢にごまを入れてすり、ごま油・しょうゆ・酢を合わせてよく混ぜる。
3. 器に①を盛り、②をかける。

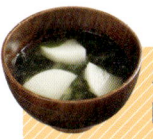

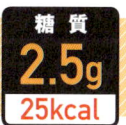

わかめと大根の味噌汁
糖質 2.5g　25kcal

材料（1人分）
- カットわかめ…1g
- 大根……1cm厚さ
- みそ……小さじ1・⅔
- だし汁……160cc

作り方
1. カットわかめは水に入れて戻す。
2. 大根はいちょう切りにする。
3. 鍋に水気をしぼった①・②・だし汁を入れて、大根がやわらかくなるまで煮る。
4. ③にみそを溶き入れ、器に盛る。

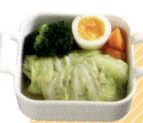

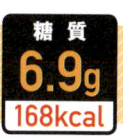

ロールキャベツ
糖質 6.9g　168kcal

材料（1人分）
- キャベツ……1・⅔枚
- たまねぎ……10g
- 葉ねぎ※……3g
- しょうが……½片
- 合びき肉……20g
- 絹豆腐……⅒丁
- 卵……⅙個
- 塩……少々
- しょうゆ（うすくち）…小さじ⅓

〈付け合わせ〉
- にんじん……2cm厚さ
- ブロッコリー……⅕株
- ゆで卵……½個
- コンソメ……1g
- しょうゆ（うすくち）…小さじ⅙

※白い部分が少なく、緑の部分が多いねぎ

作り方
1. キャベツは芯の部分をそぎ落とし、塩（分量外）を入れた熱湯にくぐらせる。
2. たまねぎ・葉ねぎ・しょうがはみじん切りにし、絹豆腐は重石をして水切りする。
3. ボウルに②・合びき肉・卵・塩・しょうゆ（小さじ⅓）を入れ、よく混ぜ合わせる。
4. ①で③を包む。
5. にんじんは乱切りにする。
6. ブロッコリーは小房に分けて塩（分量外）を入れた熱湯でゆでる。
7. 鍋に④・④がかぶるくらいの水（分量外）・⑤・コンソメ・しょうゆ（小さじ⅙）を入れて煮る。
8. 器に⑦を盛り、⑥・ゆで卵を添える。

豚肉のハーブ焼
糖質 0.9g　195kcal

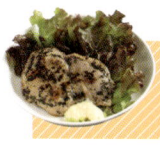

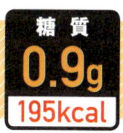

材料（1人分）
- 豚ロース肉……60g
- 塩……少々
- 白ワイン……小さじ⅕
- バジル（粉）……少々

〈付け合わせ〉
- サニーレタス……2枚
- マヨネーズ……小さじ2・½

作り方
1. 豚ロース肉は筋切りをし、塩・白ワイン・バジルをふる。
2. テフロン加工のフライパンを熱して、①の両面を焼く。
3. サニーレタスをひと口大にちぎる。
4. 器に③を敷き、②をのせてマヨネーズを添える。

07日目 揚げサワラのみぞれかけ定食

大豆粉使用の揚げものに、青しそとトマトをプラスして、サッパリ風味に

Total
糖質 **11.9g**
575kcal

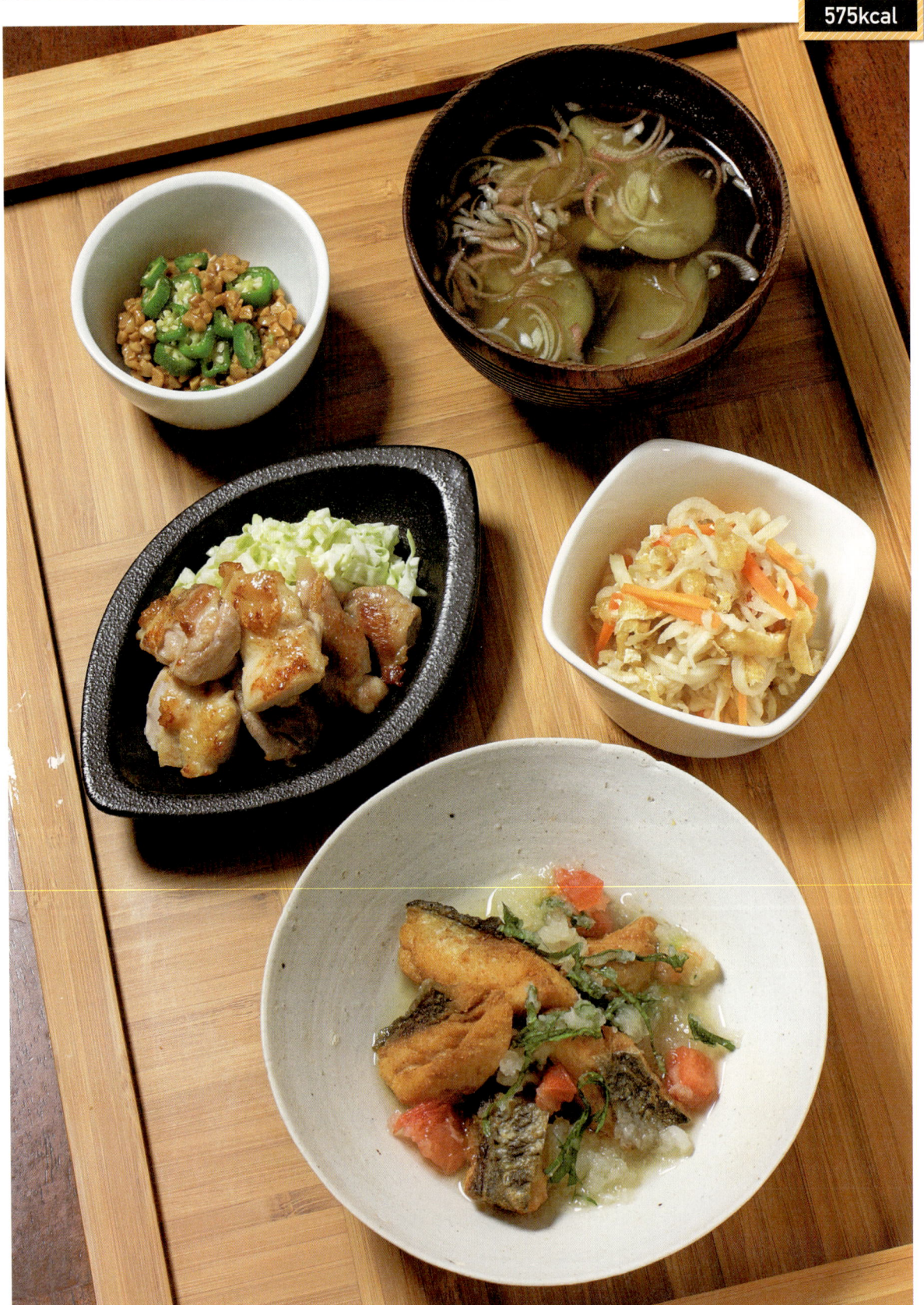

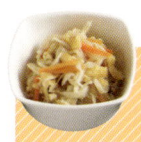

切干大根の共煮

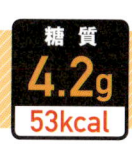

糖質 4.2g / 53kcal

材料（1人分）
- 切干大根（乾燥）……………7g
- 油揚げ……………………⅓枚
- にんじん…………………1cm厚さ
- しょうゆ（うすくち）………小さじ½
- だし汁……………………100cc

作り方
1. 切干大根は水で戻す。
2. 油揚げ・にんじんは細切りにする。
3. 鍋に水気をしぼった①・②・しょうゆ・だし汁を入れて水分がなくなるまで煮る。
4. 器に③を盛る。

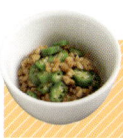

オクラ納豆

糖質 2.0g / 63kcal

材料（1人分）
- 納豆（ひきわり）……………30g
- オクラ……………………½本
- 練り辛子…………………少々
- しょうゆ（こいくち）………小さじ½

作り方
1. オクラは塩（分量外）を入れた熱湯でゆでて冷水に取り、輪切りにする。
2. ①・納豆・練り辛子・しょうゆを入れてよく混ぜ合わせ、器に盛る。

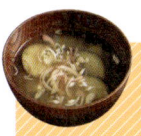

なすとみょうがの味噌汁

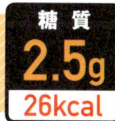

糖質 2.5g / 26kcal

材料（1人分）
- なす……………小½本
- みょうが………½本
- みそ……小さじ1・⅔
- だし汁……160cc

作り方
1. なすは半月切りにする。
2. みょうがは半分に切って斜めスライスする。
3. 鍋に①・だし汁を入れて、なすがやわらかくなるまで煮る。
4. ③にみそを溶き入れ、最後に②を加えて器に盛る。

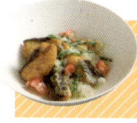

揚げサワラのみぞれかけ

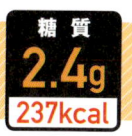

糖質 2.4g / 237kcal

材料（1人分）
- サワラ……………………60g
- 大根………………………2cm厚さ
- トマト……………………⅒個
- 青しそ……………………1枚
- 塩…………………………少々
- おいしい大豆（粉）………小さじ2弱
- しょうゆ（うすくち）………小さじ⅓
- 酢…………………………小さじ1
- 揚げ油……………………適量

作り方
1. サワラはひと口大に切って塩をふり、おいしい大豆をまぶす。
2. 揚げ油を温め、①を揚げる。
3. 大根はすりおろし、トマトは1cmの角切り、青しそはせん切りにする。
4. ボウルに③・しょうゆ・酢を入れて混ぜ合わせる。
5. 器に②を盛り、④をかける。

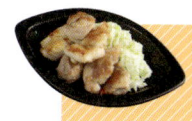

鶏肉のソテー

糖質 0.8g / 196kcal

材料（1人分）
- 鶏もも肉…………………60g
- 塩…………………………少々
- こしょう…………………少々
- 油…………………………少々

〈付け合せ〉
- キャベツ…………………⅓枚
- マヨネーズ………………小さじ1強

作り方
1. 鶏もも肉はひと口大に切り、塩・こしょうをふる。
2. フライパンを温めて油を敷き、①を焼く。
3. キャベツはせん切りにし、マヨネーズと和える。
4. 器に②を盛り、③を添える。

08日目 牛肉のべっ甲煮定食

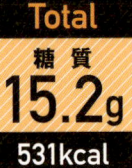

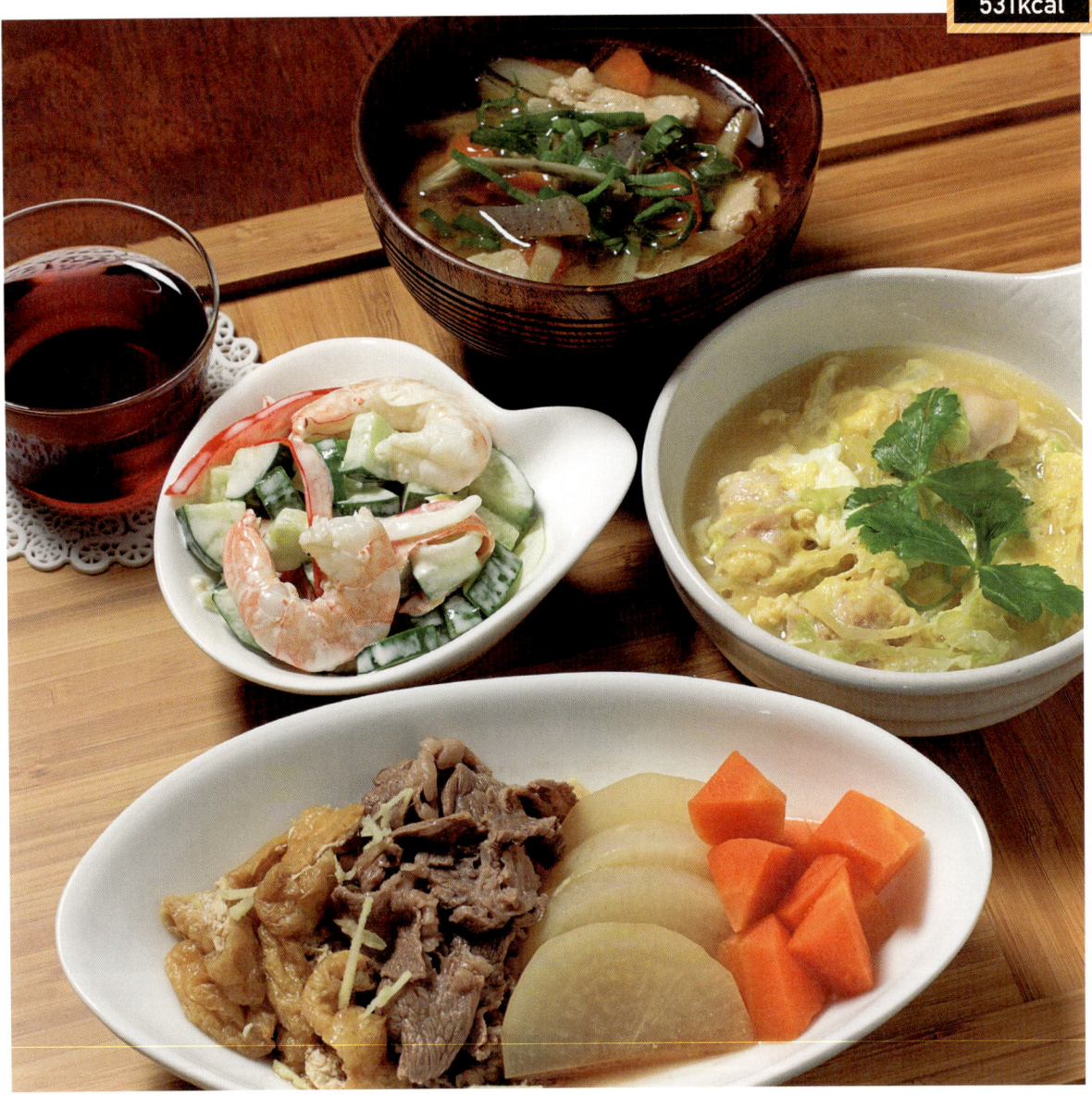

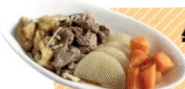

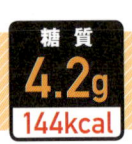

和風の煮物は、野菜の甘みを賢く利用

Total 糖質 **15.2g** 531kcal

牛肉のべっ甲煮
糖質 **4.2g** 144kcal

材料（1人分）
- 牛肉（肩・赤身）……………40g
- にんじん………………………2cm厚さ
- 油揚げ……………………½枚
- しょうが…………………½片
- 大根………………………3cm厚さ
- しょうゆ（こいくち）………小さじ1
- だし汁……………………200cc

作り方
❶牛肉はひと口大に切り、にんじんは乱切り、油揚げはひと口大に切り、しょうがはせん切りにする。
❷大根は2cm幅の半月切りにして面取りし、たっぷりの湯で下ゆでする。
❸鍋に①・②・しょうゆ・だし汁を入れ、汁気がなくなるまで煮詰める。
❹器に③を盛る。

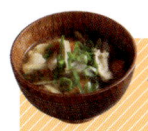

豚汁

糖質 4.3g
77kcal

材料（1人分）
- ごぼう……………………⅑本
- にんじん…………………1cm厚さ
- こんにゃく………………20g
- 葉ねぎ※…………………5g
- 豚ロース肉………………20g
- 油…………………………少々
- みそ………………………小さじ1・⅔
- だし汁……………………200cc

※白い部分が少なく、緑の部分が多いねぎ

作り方
1. ごぼうはささがき、にんじんはいちょう切り、こんにゃくは短冊切りにする。
2. 葉ねぎは小口切りにする。
3. 豚ロース肉はひと口大に切る。
4. 鍋に油を敷いて③を炒め、豚ロース肉の色が変わったら①を加えてさらに炒める。
5. ④にだし汁を入れ、野菜がやわらかく煮えたらみそを溶き入れる。
6. 器に⑤を盛り、②を散らす。

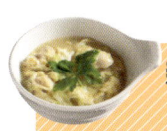

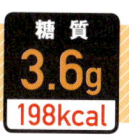

親子煮

糖質 3.6g
198kcal

材料（1人分）
- 鶏もも肉…………………40g
- 白菜………………………⅖枚
- たまねぎ…………………⅐個
- 三つ葉……………………10g
- 卵…………………………1個
- しょうゆ（うすくち）…小さじ1
- だし汁……………………100cc

作り方
1. 鶏もも肉は2cm大に切る。
2. 白菜・たまねぎは薄くスライスする。
3. 三つ葉は1cm長さに切る。
4. 鍋に①・②・しょうゆ・だし汁を入れて煮る。
5. 鶏もも肉に火が通ったら溶き卵を回し入れ火を止める。
6. 器に⑤を盛り、③を散らす。

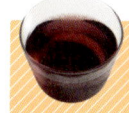

ワインゼリー

糖質 0.5g
16kcal

材料（1人分）
- 粉ゼラチン………………1g
- 赤ワイン…………………大さじ1強
- 水…………………………¼カップ
- ラカントS………………大さじ1・⅔
- レモン果汁………………小さじ½

作り方
1. 粉ゼラチンは水5g（分量外）を加えてふやかす。
2. 鍋に赤ワイン・水・ラカントSを入れて煮立てる。
3. 火を止めて①を入れて溶かし、レモン果汁を加える。
4. 器に③を流し入れ、冷蔵庫で冷やし固める。

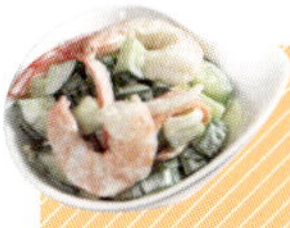

エビとキュウリのサラダ

糖質 2.6g
96kcal

材料（1人分）
- むきエビ…………………2尾
- きゅうり…………………½本
- 赤ピーマン………………10g
- たまねぎ…………………10g
- マヨネーズ………………小さじ2・½
- 塩…………………………少々

作り方
1. むきエビは熱湯でゆでる。
2. きゅうりは縦に4等分して5mm幅に切り、赤ピーマン・たまねぎは薄くスライスする。
3. ボウルに①・②・マヨネーズ・塩を入れて和え、器に盛る。

09日目 焼き鳥定食

しょうゆを使わず塩味にすれば、より低糖質に

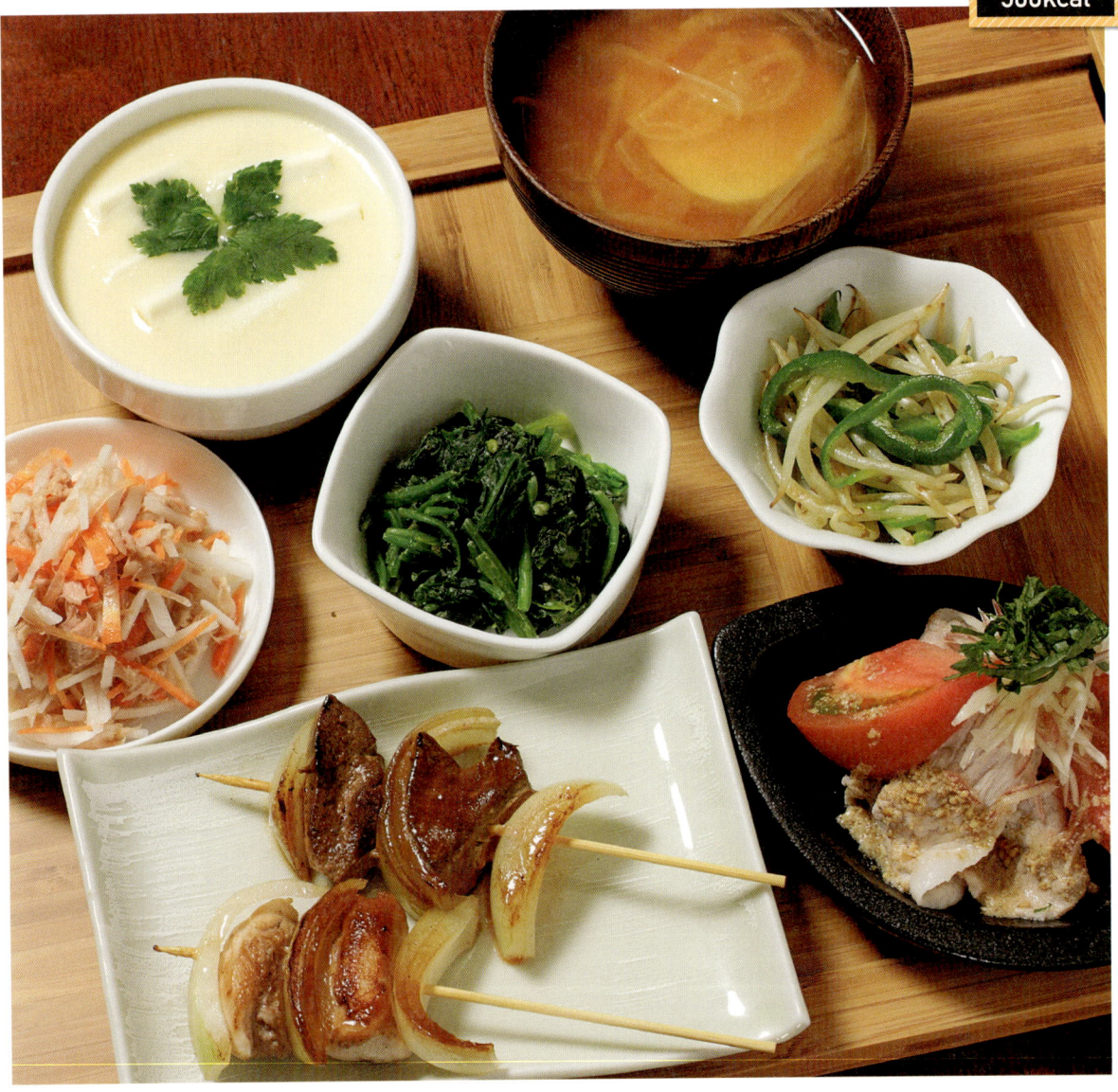

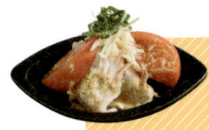

Total 糖質 16.7g / 500kcal

豚しゃぶの薬味添え

糖質 2.7g / 96kcal

材料（1人分）
- 豚もも肉（スライス）……50g
- トマト……½個
- みょうが……1個
- 青しそ……1枚
- ごま（白）……小さじ1
- 酒……小さじ⅕
- 酢……小さじ1
- しょうゆ（こいくち）……小さじ⅓

作り方
1. 鍋に湯を沸かして酒を入れ、豚もも肉をゆでて冷水に取る。
2. トマトはくし切り、みょうが・青しそはせん切りにする。
3. すり鉢にごまを入れてすり、酢・しょうゆを混ぜ合わせてポン酢を作る。
4. 器に①をのせ、②を飾り、③をかける。

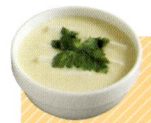

糖尿病・肥満を克服！ 高雄病院の1ヶ月間・日替わり「糖質制限」給食

空也蒸し
糖質 2.1g / 97kcal

材料（1人分）
- 絹豆腐……………………⅓丁
- 三つ葉……………………3g
- 卵…………………………½個
- しょうゆ（うすくち）………小さじ⅔
- だし汁……………………70cc

作り方
1. 絹豆腐は6等分する。
2. 三つ葉は1cm長さに切り、さっとゆでる。
3. ボウルに卵を割りほぐして、しょうゆ・だし汁を加えて混ぜ、ザルでこす。
4. 器に①を入れ、③を流し入れる。
5. 蒸気の上がった蒸し器で④を蒸し、②を飾る。

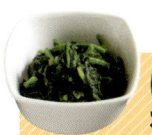

ほうれん草のねりごま和え
糖質 0.6g / 33kcal

材料（1人分）
- ほうれん草………………70g
- 練りごま（白）……………小さじ½
- しょうゆ（こいくち）………小さじ⅓

作り方
1. ほうれん草は塩（分量外）を入れた熱湯でゆでて冷水に取り、水気をしぼり3cm長さに切る。
2. ボウルに練りごま・しょうゆを入れてよく混ぜ、①を和える。
3. 器に②を盛る。

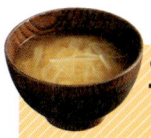

玉ねぎの味噌汁
糖質 3.9g / 30kcal

材料（1人分）
- たまねぎ…………………½個
- みそ………………………小さじ1・⅔
- だし汁……………………160cc

作り方
1. たまねぎはスライスする。
2. 鍋に①・だし汁を入れて、たまねぎがやわらかくなるまで煮る。
3. ②にみそを溶き入れ、器に盛る。

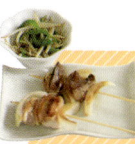

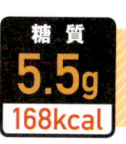

焼き鳥
糖質 5.5g / 168kcal

材料（1人分）
- 鶏もも肉…………………40g
- レバー……………………30g
- たまねぎ…………………¼個
- ピーマン…………………1・½個
- もやし……………………¼袋
- 油…………………………少々
- しょうゆ（こいくち）………小さじ1弱

作り方
1. 鶏もも肉・レバーは1.5cm大に切り、たまねぎは半月切りにし、それぞれ串に刺す。
2. ①にしょうゆを塗り、フライパンを温めて油を敷いて焼く。
3. ピーマンは細切りにする。
4. ②のフライパンで③・もやしを炒める。
5. ②・④を別々の器に盛る。

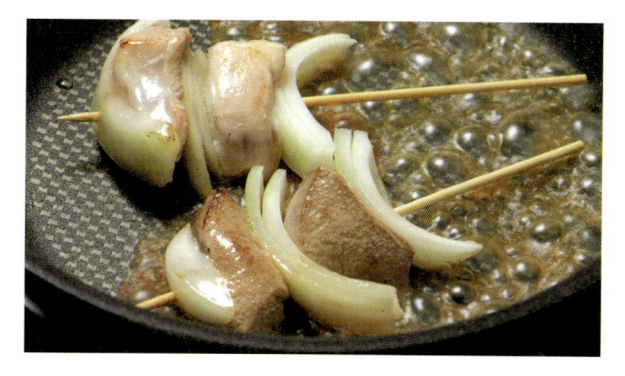

大根のツナサラダ
糖質 1.9g / 76kcal

材料（1人分）
- 大根………………………2cm厚さ
- にんじん…………………0.5cm厚さ
- ツナ（缶詰）………………⅛缶
- 油…………………………小さじ1
- 酢…………………………小さじ1
- 塩…………………………少々

作り方
1. 大根・にんじんはせん切りにする。
2. ボウルに①・ツナ・油・酢・塩を入れて和える。
3. 器に②を盛る。

10日目 鶏肉中華風唐揚げチリソース定食

唐揚げも手作りチリソースをプラスして味にポイントを

Total 糖質 10.4g / 579kcal

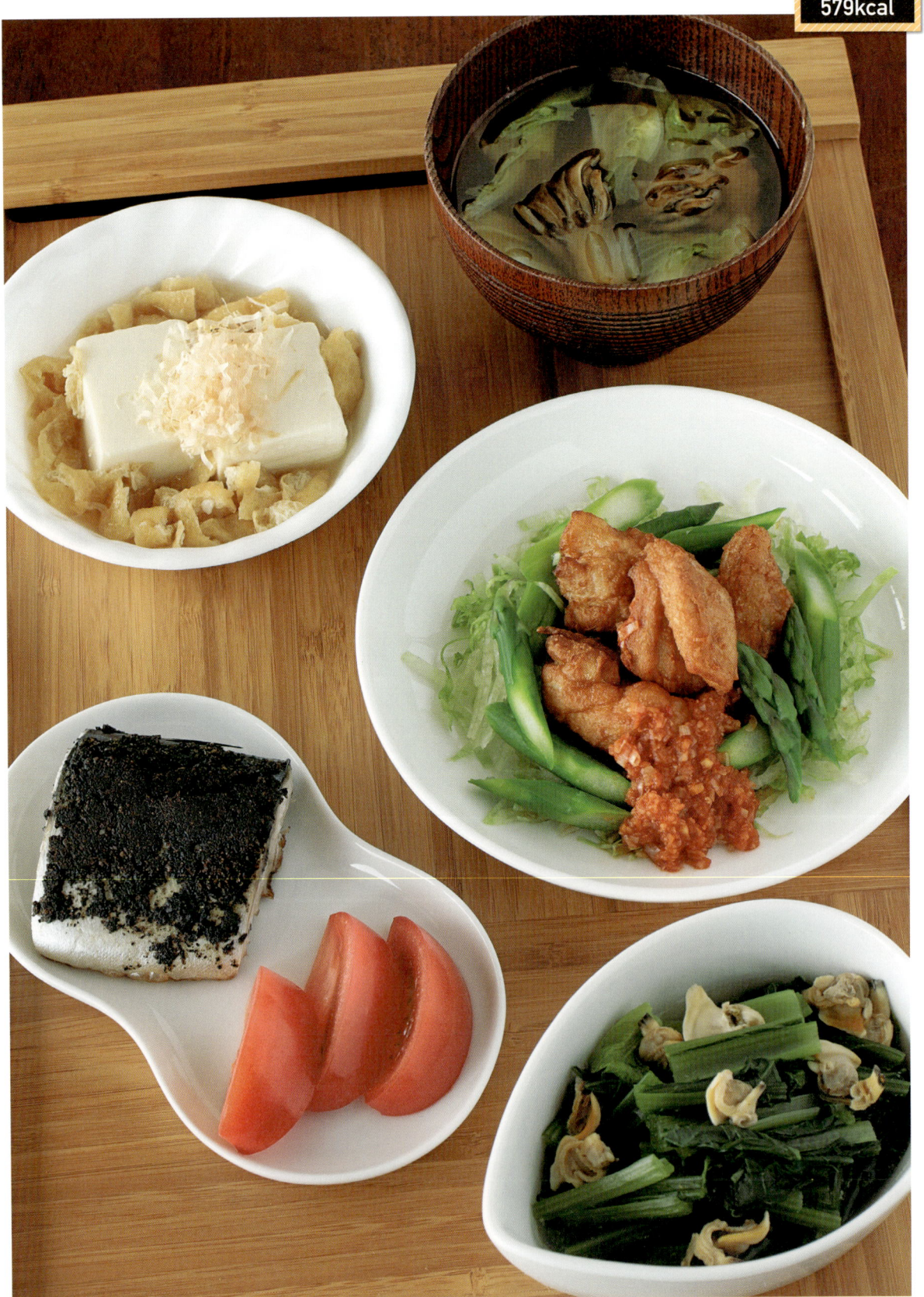

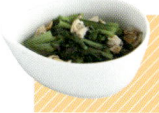

小松菜とあさりの煮浸し

糖質 1.0g / 36kcal

材料（1人分）
- 小松菜……………80g
- あさり（むき身）…20g
- しょうゆ（うすくち）…小さじ½
- だし汁……………100cc

作り方
1. 小松菜は3cm長さに切る。
2. 鍋にしょうゆ・だし汁を入れて煮立て、①・あさりを入れて煮る。
3. 器に②を盛る。

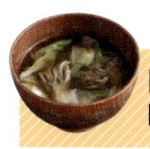

白菜とまいたけの味噌汁

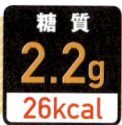

糖質 2.2g / 26kcal

材料（1人分）
- 白菜……………⅓枚
- まいたけ………⅕パック
- みそ……小さじ1・⅔
- だし汁……160cc

作り方
1. 白菜は1cm幅のそぎ切り、まいたけは小房に分ける。
2. 鍋に①・だし汁を入れて、白菜がやわらかくなるまで煮る。
3. ②にみそを溶き入れ、器に盛る。

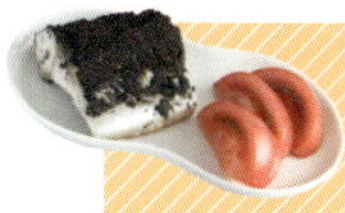

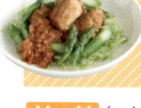

サバのごまたれ焼

糖質 2.3g / 140kcal

材料（1人分）
- サバ…………………………60g
- トマト………………………½個
- 炒りごま（黒）……………小さじ⅓
- しょうゆ（こいくち）……小さじ½
- 油*……………………………少々

※高オレイン酸タイプの油がおすすめ

作り方
1. トマトはくし切りにする。
2. すり鉢に炒りごまを入れて粗くすり、しょうゆを加えて混ぜる。
3. サバに②を塗る。
4. フライパンを温めて油を敷き、③を焼く。
5. 器に④を盛り、①を添える。

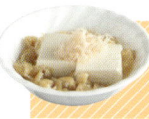

鶏肉中華風唐揚げチリソース

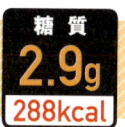

糖質 2.9g / 288kcal

材料（1人分）
- 鶏もも肉………60g
- レタス…………⅔枚
- アスパラガス…1・⅗本
- しょうゆ（うすくち）…小さじ⅓
- 卵………………小さじ1
- おいしい大豆（粉）…小さじ1
- 揚げ油…………適量

〈チリソース〉
- 葉ねぎ*…………8g
- しょうが………小さじ½
- にんにく（すりおろし）…少々
- トウバンジャン……少々
- トマトピューレ……小さじ2
- しょうゆ（こいくち）…小さじ⅙
- 酒………………小さじ½

※白い部分が少なく、緑の部分が多いねぎ

作り方
1. 鶏もも肉はひと口大に切り、しょうゆ（うすくち）を加えてもみ込む。
2. ①に溶き卵・おいしい大豆の順に衣をつけ、温めた揚げ油で揚げる。
3. レタスはせん切り、アスパラガスは斜め切りにしてゆでる。
4. 葉ねぎ・しょうがはみじん切りにする。
5. フライパンを温め、④・にんにく・トウバンジャン・トマトピューレ・しょうゆ（こいくち）・酒を入れて炒め、チリソースを作る。
6. 器に③を敷き、②をのせて⑤をかける。

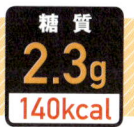

土佐煮

糖質 2.0g / 89kcal

材料（1人分）
- 絹豆腐……………………⅓丁
- 油揚げ……………………⅓枚
- かつお節（糸削り）………1g
- しょうゆ（うすくち）……小さじ½
- だし汁……………………100cc

作り方
1. 絹豆腐は半分に切り、油揚げは細切りにする。
2. 鍋に①・しょうゆ・だし汁を入れて煮る。
3. 器に②を盛り、かつお節をのせる。

11日目 プレーンオムレツ定食

卵はお助け食材、市販のケチャップではなく手作りソースで低糖質に

Total 糖質 14.1g / 547kcal

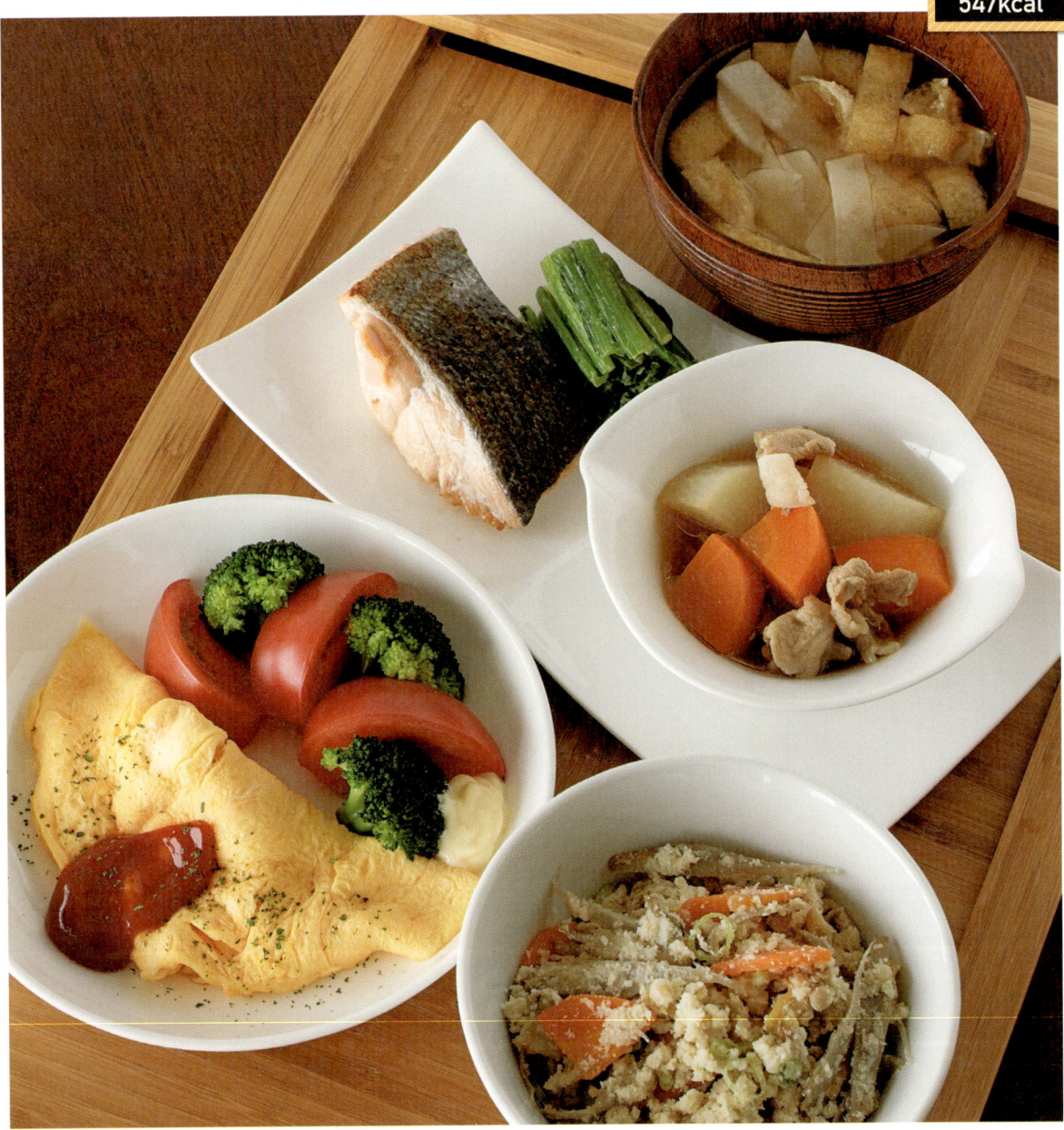

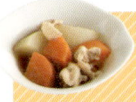

豚肉と大根の煮物

糖質 3.1g / 59kcal

材料（1人分）
- 豚ロース肉…………………20g
- にんじん……………………2cm厚さ
- 大根…………………………2cm厚さ
- しょうゆ（こいくち）………小さじ½
- だし汁………………………200cc

作り方
1. 豚ロース肉・にんじんはひと口大に切る。
2. 大根は2cm厚さのいちょう切りにし、面取りをして下ゆでする。
3. 鍋に①・②・しょうゆ・だし汁を入れて煮る。
4. 器に③を盛る。

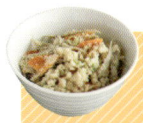

卯の花炒り

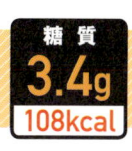

糖質 3.4g / 108kcal

材料（1人分）
- おから……………………40g
- にんじん…………………1cm厚さ
- 油揚げ……………………⅓枚
- ごぼう……………………10g
- 葉ねぎ※…………………3g
- あさり（むき身）………20g
- しょうゆ（うすくち）…小さじ⅔
- だし汁……………………50cc

※白い部分が少なく、緑の部分が多いねぎ

作り方
1. にんじんはいちょう切り、油揚げは細切り、ごぼうはささがきにする。
2. 葉ねぎは小口切りにする。
3. 鍋に①を入れて炒める。
4. ③にあさり・だし汁・しょうゆを加えて煮て、おからを加えて水分がなくなるまで炒め、最後に②を加える。
5. 器に④を盛る。

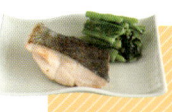

プレーンオムレツ

糖質 3.9g / 182kcal

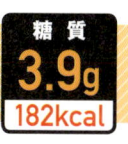

材料（1人分）
- 卵……………………………1個
- 牛乳…………………………小さじ1
- 塩……………………………少々
- パセリ（乾燥）……………少々
- バター………………………小さじ½
- トマトピューレ……………小さじ2
- しょうゆ（こいくち）……小さじ⅕

〈付け合わせ〉
- トマト………………………½個
- ブロッコリー………………⅕株
- マヨネーズ…………………小さじ2

作り方
1. ボウルに卵・牛乳・塩を入れてよく混ぜる。
2. フライパンを温めてバターを敷き、①を流し入れてオムレツを作り、器に盛る。
3. トマトピューレ・しょうゆを合わせてソースを作り、オムレツにかけパセリをふる。
4. トマトはくし切り、ブロッコリーは小房に分けてゆでる。
5. ③の器に④を盛り、マヨネーズを添える。

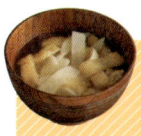

鮭の照焼

糖質 1.2g / 155kcal

材料（1人分）
- 銀鮭（生）…………………60g
- しょうゆ（こいくち）……小さじ½
- 油……………………………少々

〈付け合わせ〉
- 小松菜………………………70g
- 練りごま（白）……………小さじ1
- しょうゆ（こいくち）……小さじ⅓

作り方
1. 銀鮭にしょうゆを塗る。
2. フライパンに油を敷き、①を焼く。
3. 小松菜は塩（分量外）を入れた熱湯でゆでて冷水に取り、水気をしぼり3cm長さに切る。
4. ボウルに練りごま・しょうゆを入れてよく混ぜ、③を和える。
5. 器に②を盛り、④を添える。

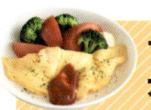

大根と油揚げの味噌汁

糖質 2.5g / 43kcal

材料（1人分）
- 大根…………………………1cm厚さ
- 油揚げ………………………¼枚
- みそ…………………………小さじ1・⅔
- だし汁………………………160cc

作り方
1. 大根は短冊切り、油揚げは大根に合わせて切る。
2. 鍋に①・だし汁を入れて、大根がやわらかくなるまで煮る。
3. ②にみそを溶き入れ、器に盛る。

12日目 ビーフシチュー定食

炭水化物の小麦粉を使わずに、スープ仕立てで

Total
糖質 **17.1g**
567kcal

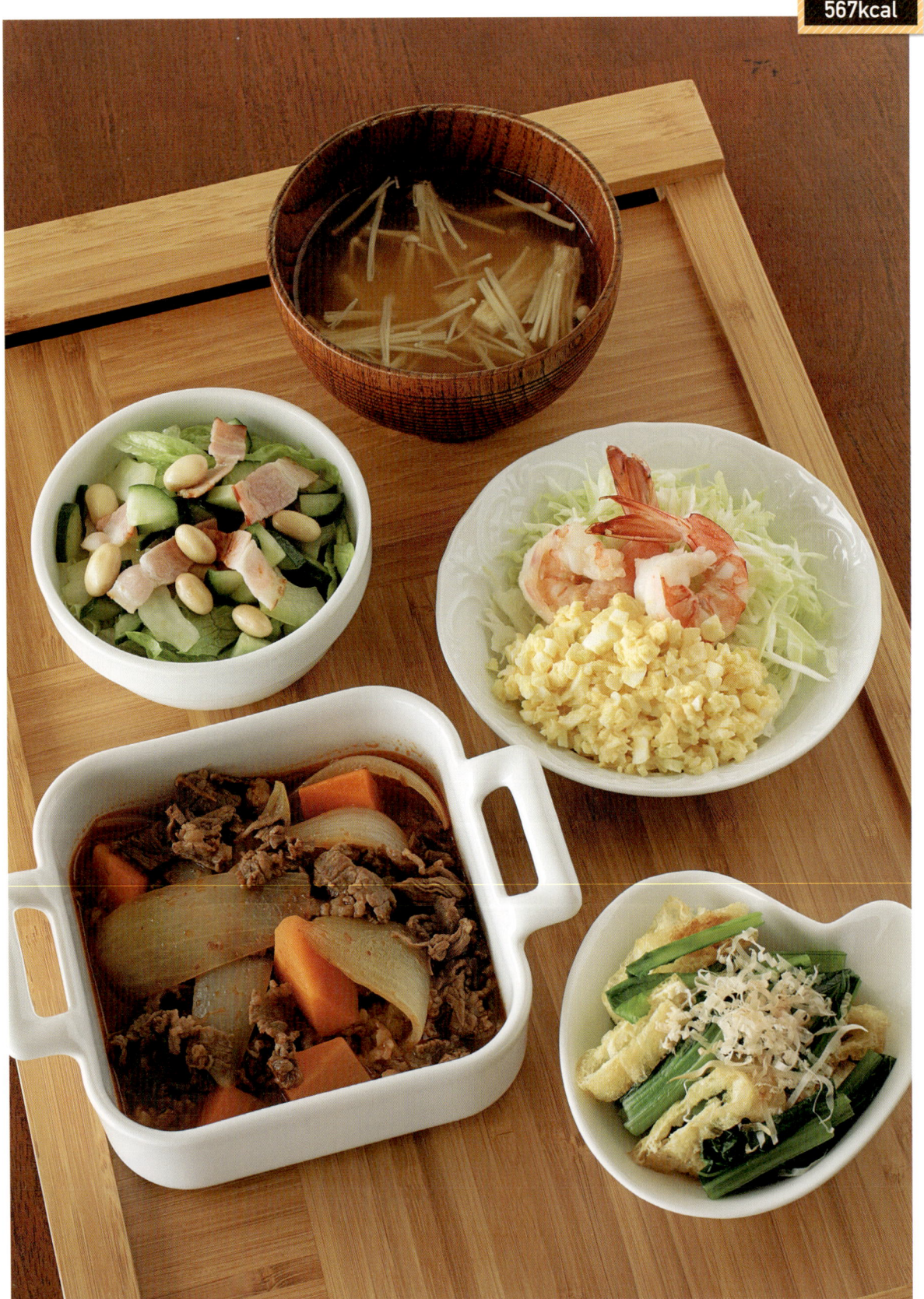

86

糖尿病・肥満を克服！ 高雄病院の1ヶ月間・日替わり「糖質制限」給食

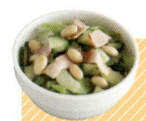

大豆サラダ
糖質 2.8g / 132kcal

材料（1人分）
- 大豆（乾燥）……10g
- セロリ………1/2本
- きゅうり………1/3本
- レタス………1枚
- ベーコン……1/2枚
- 酢……………小さじ1
- 塩……………少々
- 油……………小さじ1

作り方
1. 大豆はたっぷりの水（分量外）でやわらかくなるまでゆでる。
2. セロリは5mm厚さに切り、きゅうりは縦に4等分して5mm厚さに切り、レタスはひと口大にちぎる。
3. ベーコンは1cm幅に切り、テフロン加工のフライパンでカリカリになるまで炒める。
4. ボウルに酢・塩・油を入れてよく混ぜ合わせてドレッシングを作る。
5. 器に①・②を盛り、④をかけて③を散らす。

ビーフシチュー
糖質 7.9g / 173kcal

材料（1人分）
- 牛肉（肩・赤身）……………60g
- にんじん…………………2cm厚さ
- たまねぎ…………………1/3個
- 油…………………………小さじ1/4
- 赤ワイン…………………小さじ1/2強
- トマトピューレ……………大さじ1・1/3
- しょうゆ（こいくち）………小さじ1弱

作り方
1. 牛肉はひと口大に切る。
2. にんじんは乱切り、たまねぎはくし切りにする。
3. 鍋を温めて油を敷き、①に焼き色を付け、赤ワインを入れる。
4. ③に②・①がかぶるくらいの水（分量外）・トマトピューレ・しょうゆ・を入れて煮込む。
5. 器に④を盛る。

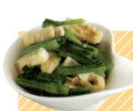

小松菜のお浸し
糖質 0.7g / 41kcal

材料（1人分）
- 小松菜………80g
- 油揚げ………1/3枚
- しょうゆ（こいくち）……小さじ1/3
- かつお節（糸削り）……少々

作り方
1. 小松菜は塩（分量外）を入れた熱湯でゆでて冷水に取り、水気をしぼり3cm長さに切る。
2. 油揚げはテフロン加工のフライパンで焼き、細切りにする。
3. ボウルに①・②・しょうゆを入れて混ぜ合わせ、器に盛り、かつお節を飾る。

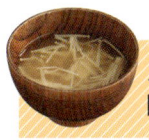

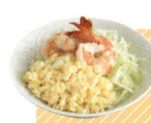

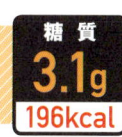

えびタルタルソース
糖質 3.1g / 196kcal

材料（1人分）
- エビ……………………2尾
- キャベツ………………1/2枚
- たまねぎ………………1/10個
- ゆで卵…………………1/2個
- マヨネーズ……………大さじ1・1/3

作り方
1. エビは熱湯でゆでる。
2. キャベツはせん切りにする。
3. たまねぎはみじん切りにして水にさらした後水切りし、ゆで卵はみじん切りにする。
4. ③・マヨネーズを混ぜ、タルタルソースを作る。
5. 器に②を敷き、①をのせて④をかける。

えのき茸の味噌汁
糖質 2.6g / 25kcal

材料（1人分）
- えのき茸……1/3袋
- みそ………小さじ1・2/3
- だし汁……160cc

作り方
1. えのき茸は根元を切り落とし、半分に切る。
2. 鍋に①・だし汁を入れて煮る。
3. ②にみそを溶き入れ、器に盛る。

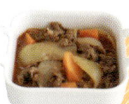

13日目 マヨネンポーク定食

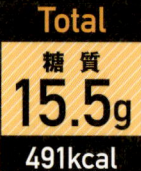

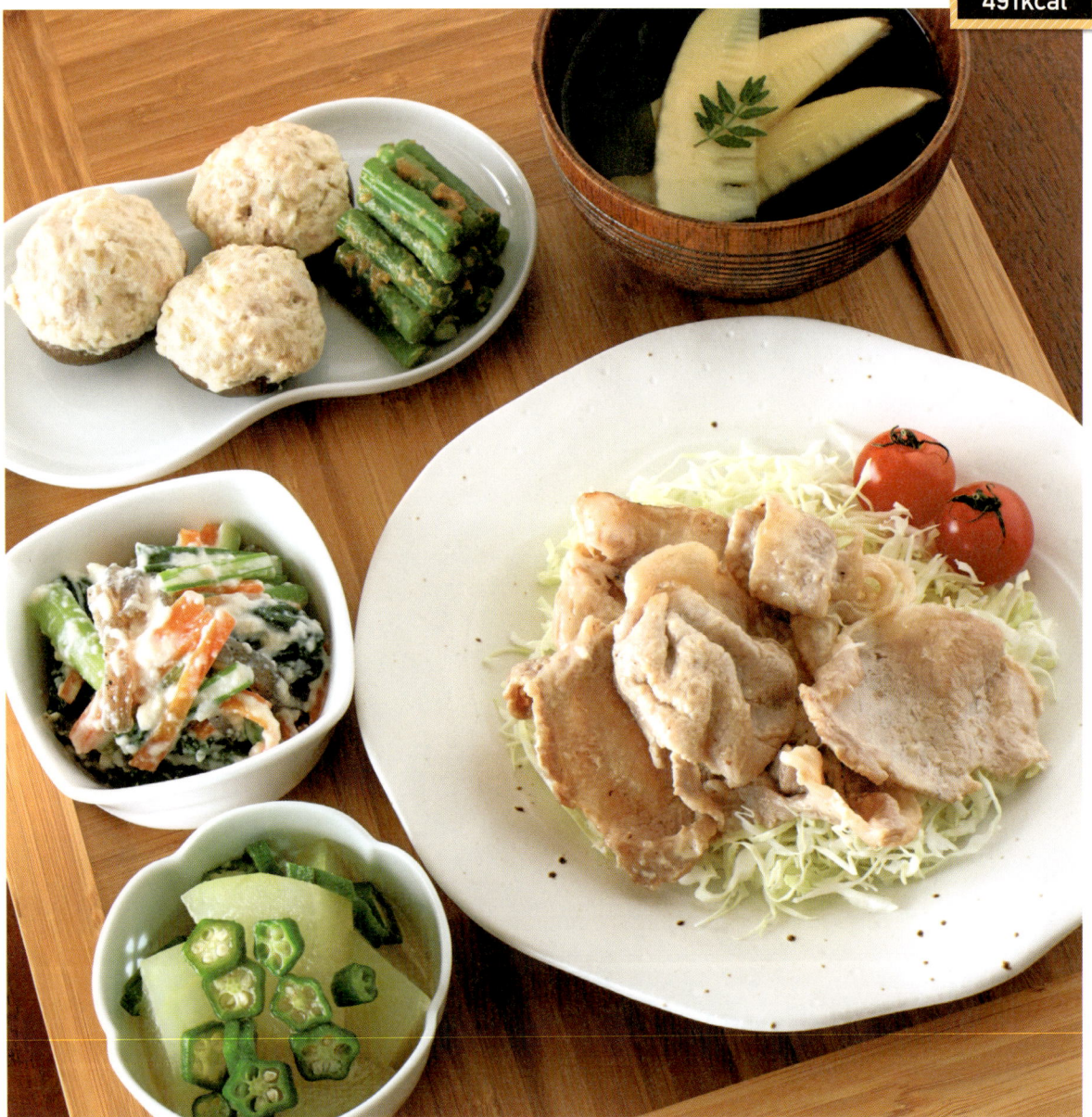

糖質の少ないマヨネーズは、いろんな料理に応用を

Total
糖質 **15.5g**
491kcal

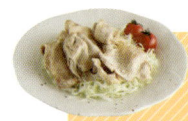

マヨネンポーク

糖質 **3.0g**
234kcal

材料（1人分）
- 豚ロース肉‥70g
- 塩‥‥‥‥少々
- こしょう‥‥少々
- 油‥‥‥‥小さじ¼
- マヨネーズ‥小さじ2・½

付け合わせ
- キャベツ‥‥‥‥⅔枚
- ミニトマト‥‥‥2個

作り方
1. 豚ロース肉は筋切りをして塩・こしょうをふる。
2. フライパンを温めて油を敷き、①を焼く。
3. 豚ロース肉に火が通ったら、ボウルに移し、マヨネーズを加えて絡める。
4. キャベツはせん切りにする。
5. 器に③を盛り、④・ミニトマトを添える。

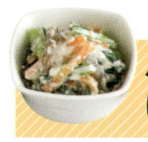

小松菜とにんじんの白和え

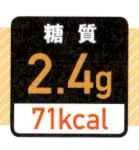

糖質 2.4g / 71kcal

材料（1人分）
- 絹豆腐……………………¼丁弱
- 小松菜……………………20g
- にんじん…………………1cm厚さ
- こんにゃく………………20g
- しょうゆ（うすくち）………小さじ⅙
- だし汁……………………80cc
- ごま（白）…………………小さじ1
- ラカントS…………………小さじ1
- 塩…………………………少々

作り方
1. 絹豆腐は重石をして、しっかりと水切りする。
2. 小松菜は塩（分量外）を入れた熱湯でゆでて冷水に取り、水気をしぼって3cm長さに切る。
3. にんじん・こんにゃくは3cm長さの細切りにする。
4. 鍋に③・しょうゆ・だし汁を入れて、だし汁がなくなるまで煮る。
5. すり鉢にごまを入れてすり、①を加えてなめらかになるまですりこぎで混ぜ、ラカントS・塩を入れて混ぜる。
6. ⑤に②・③を加えて和え、器に盛る。

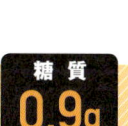

しいたけツナシュウマイ

糖質 6.5g / 157kcal

材料（1人分）
- 生しいたけ………………3枚
- たまねぎ…………………½個
- 絹豆腐……………………⅓丁
- ツナ（缶詰）………………¼缶
- しょうゆ（こいくち）………小さじ½

〈ソース〉
- トマトピューレ……………小さじ1
- しょうゆ（こいくち）………小さじ⅙

〈ねりごま和え〉
- いんげん…………………40g
- 練りごま（白）……………小さじ1
- しょうゆ（こいくち）………小さじ⅓

作り方
1. 生しいたけは石づきを取る。
2. たまねぎはみじん切りにし、絹豆腐はゆでた後、重石をしてしっかりと水切りする。
3. ボウルに②・ツナ・しょうゆを入れてよく混ぜ合わせ、裏返した①に詰める。
4. 蒸気の上がった蒸し器に③を入れて蒸す。
5. トマトピューレ・しょうゆを混ぜてソースを作り、器に盛る。
6. ボウルに練りごま・しょうゆを入れて混ぜ、3cm長さに切ってゆでたいんげんを入れて和える。
7. 器に④を盛り、⑥を添え、⑤をつけて食べる。

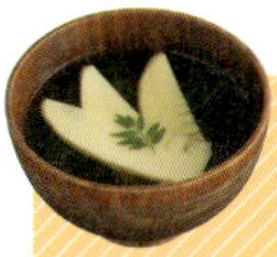

若竹汁

糖質 0.9g / 9kcal

材料（1人分）
- たけのこ（水煮）…………20g
- カットわかめ………………1g
- 木の芽……………………少々
- 塩…………………………少々
- しょうゆ（うすくち）………小さじ1
- だし汁……………………160cc

作り方
1. たけのこは薄切り、カットわかめは水戻しして水気をしぼる。
2. 鍋に①・だし汁を入れて煮て、塩・しょうゆで味を調える。
3. 器に②を盛り、木の芽を添える。

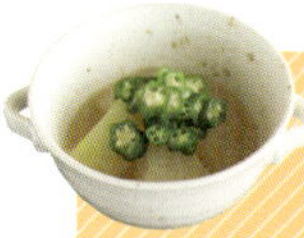

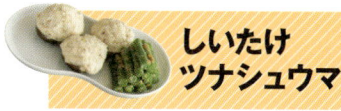

冬瓜のオクラかけ

糖質 2.7g / 20kcal

材料（1人分）
- 冬瓜………………………130g
- オクラ……………………1本
- しょうゆ（うすくち）………小さじ⅔
- だし汁……………………150cc

作り方
1. 冬瓜はひと口大に切る。
2. オクラは塩（分量外）を入れた熱湯でゆでて冷水に取り、輪切りにしてよくかき混ぜて粘りをだす。
3. 鍋に①・しょうゆ・だし汁を入れて、冬瓜がやわらかくなるまで煮る。
4. 器に③を盛り、②をかける。

14日目 アジの南蛮漬け定食

揚げ油と野菜のマリネで甘みは充分

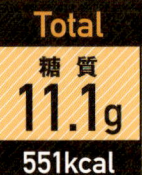

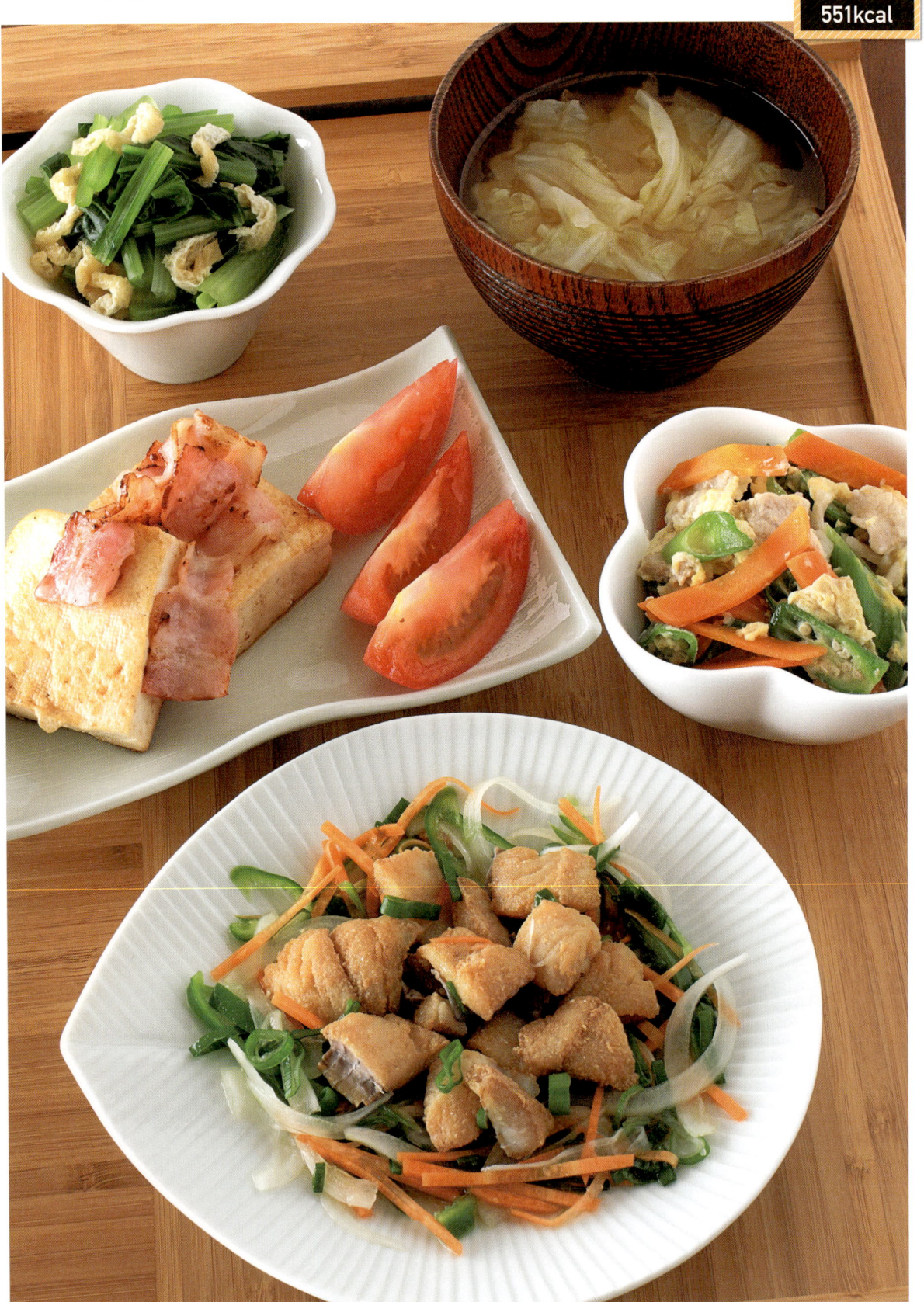

Total
糖質 **11.1g**
551kcal

糖尿病・肥満を克服！　高雄病院の1ヶ月間・日替わり「糖質制限」給食

豆腐の照焼
糖質 3.3g / 149kcal

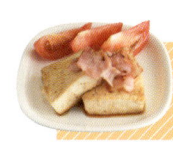

材料（1人分）
- 木綿豆腐……………………1/3丁
- ベーコン……………………3/4枚
- しょうゆ（こいくち）………小さじ1/2
- 油………………………………少々

〈付け合わせ〉
- トマト………………………1/2個

作り方
1. 木綿豆腐は横半分に切り、ベーコンは半分に切る。
2. トマトはくし切りにする。
3. フライパンを温め、油を敷いて木綿豆腐の両面を焼き、しょうゆを回しかける。
4. ③のフライパンでベーコンをカリカリになるまで焼く。
5. 器に③を盛り、④をのせて②を添える。

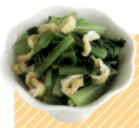

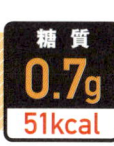

小松菜と油揚げの煮浸し
糖質 0.7g / 51kcal

材料（1人分）
- 小松菜……70g
- 油揚げ……1/2枚
- しょうゆ（うすくち）…小さじ1/2
- だし汁……………100cc（1/2カップ）

作り方
1. 小松菜は3cm長さに切り、油揚げは細切りにする。
2. 鍋にしょうゆ・だし汁を入れて煮立て、①を入れて煮る。
3. 器に②を盛る。

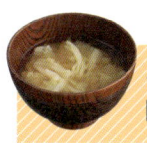

キャベツの味噌汁
糖質 2.6g / 25kcal

材料（1人分）
- キャベツ…1/2枚
- みそ………小さじ1・2/3
- だし汁……160cc

作り方
1. キャベツは短冊切りにする。
2. 鍋に①・だし汁を入れてキャベツがやわらかくなるまで煮る。
3. ②にみそを溶き入れ、器に盛る。

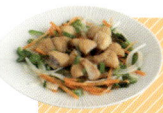

アジの南蛮漬け
糖質 2.6g / 178kcal

材料（1人分）
- アジ……………………………60g
- おいしい大豆（粉）………小さじ2弱
- 葉ねぎ※………………………5g
- ピーマン……………………1/2個
- にんじん……………………1cm厚さ
- たまねぎ……………………10g
- 酢……………………………小さじ1
- しょうゆ（うすくち）………小さじ2/3
- だし汁………………………小さじ2
- 揚げ油………………………適量

※白い部分が少なく、緑の部分が多いねぎ

作り方
1. アジはひと口大に切る。
2. ピーマン・にんじん・たまねぎはせん切りにしてバットに敷く。
3. ①においしい大豆をまぶして温めた揚げ油で揚げ、②のバットに入れる。
4. 鍋に酢・しょうゆ・だし汁を入れて温め、③にかける。
5. 器に④を盛り、小口切りにした葉ねぎを散らす。

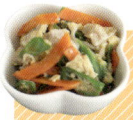

豚肉とオクラの卵とじ
糖質 1.9g / 148kcal

材料（1人分）
- 豚ロース肉…………………40g
- にんじん……………………1cm厚さ
- オクラ………………………3本
- 葉ねぎ※……………………8g
- 卵……………………………2/3個
- しょうゆ（うすくち）………小さじ2/3
- だし汁………………………150cc

※白い部分が少なく、緑の部分が多いねぎ

作り方
1. 豚ロース肉はひと口大、にんじんは短冊切りにする。
2. オクラは斜め切りにする。
3. 葉ねぎは斜め切りにする。
4. 鍋にしょうゆ・だし汁をいれて煮立て、①を入れて煮る。
5. 豚ロース肉に火が通りにんじんがやわらかくなったら②を加え、③を散らし、溶き卵を回し入れる。
6. 器に⑤を盛る。

15日目 エビとホタテのバターソテー定食

糖質ゼロのバターを使って、素材の旨みをひきだして

Total 糖質 **7.3g** 509kcal

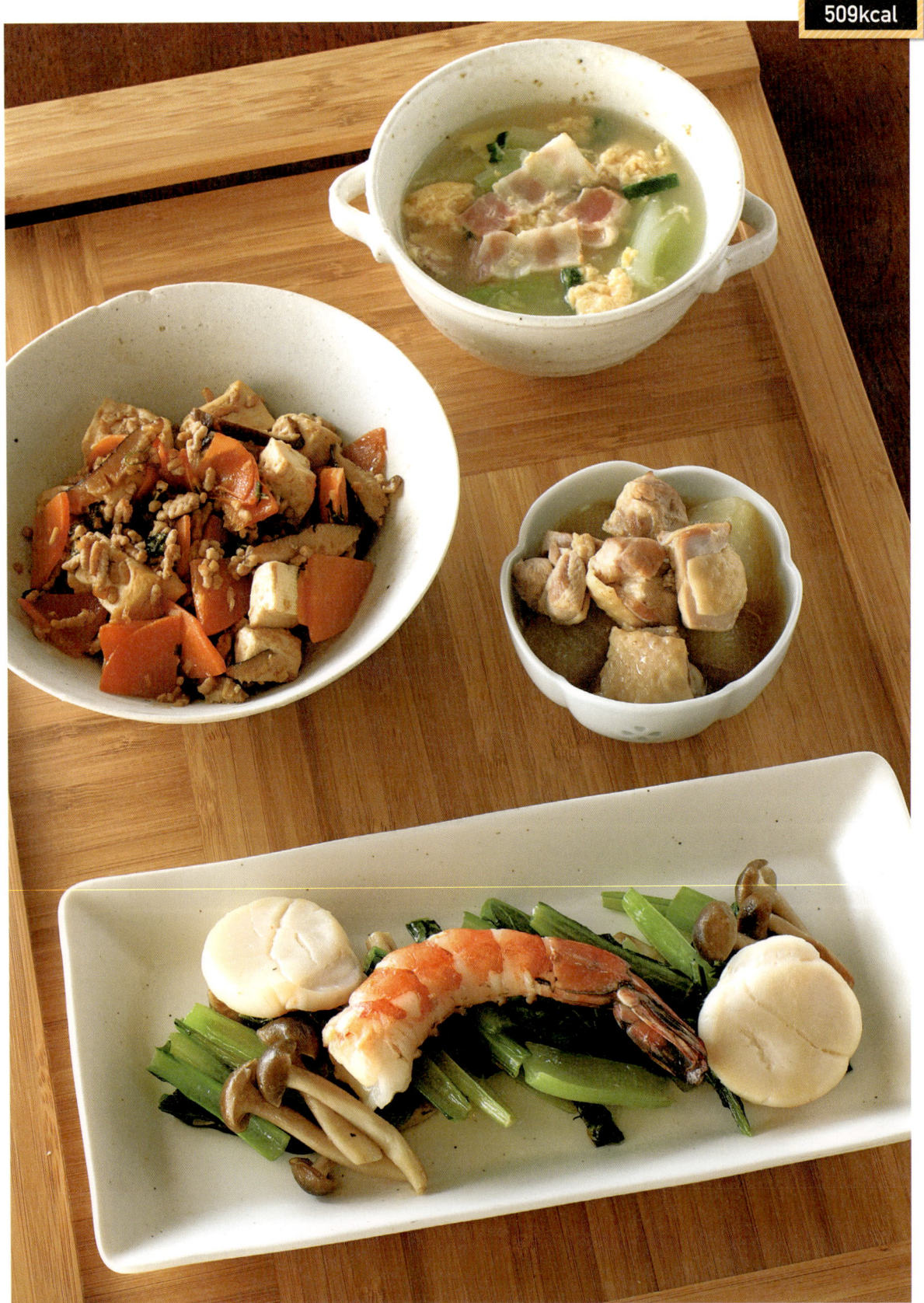

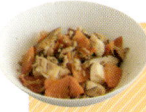

糖尿病・肥満を克服！ 高雄病院の1ヶ月間・日替わり「糖質制限」給食

マーボー豆腐

糖質 3.4g　154kcal

材料（1人分）
- 木綿豆腐……………………⅓丁
- 豚ひき肉……………………30g
- 干ししいたけ………………1枚
- にんじん……………………2cm厚さ
- しょうが……………………½片
- 葉ねぎ※……………………4g
- しょうゆ（こいくち）………小さじ1弱
- トウバンジャン……………少々
- 油……………………………少々
- だし汁………………………100cc（½カップ）

※白い部分が少なく、緑の部分が多いねぎ

作り方
1. 木綿豆腐はさいの目に切る。
2. 干ししいたけは水で戻し細切り、にんじんはいちょう切りにする。
3. しょうがはみじん切り、葉ねぎは小口切りにする。
4. フライパンを温めて油を敷き、③・豚ひき肉を加えて炒める。
5. 豚ひき肉に火が通ったら②・しょうゆ・トウバンジャン・だし汁を加えて煮る。
6. ①を熱湯でゆで、水気を切って⑤に入れて煮る。
7. 器に⑥を盛る。

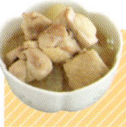

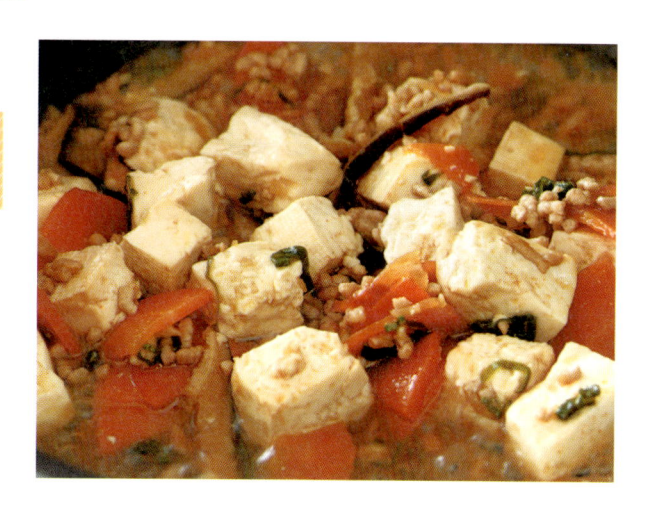

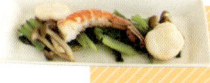

エビとホタテのバターソテー

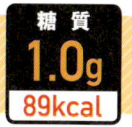

糖質 1.0g　89kcal

材料（1人分）
- エビ……1尾
- ホタテ……小3個
- しめじ……¼パック
- 小松菜………50g
- バター………小さじ1強
- 塩……………少々

作り方
1. しめじは根元を切り落として小房に分け、小松菜は3cm長さに切る。
2. フライパンを温めてバターを敷き、エビ・ホタテ・①を入れて炒める。
3. エビ・ホタテに火が通ったら、塩で味を調える。
4. 器に③を盛る。

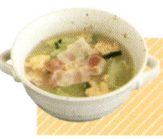

鶏肉と大根の煮物

糖質 2.0g　167kcal

材料（1人分）
- 鶏もも肉……………………60g
- 大根…………………………2cm厚さ
- 酒……………………………小さじ⅕
- しょうゆ（こいくち）………小さじ1弱
- だし汁………………………200cc

作り方
1. 鶏もも肉はひと口大に切る。
2. 大根は2cm厚さのいちょう切りにし、面取りをして下ゆでする。
3. 鍋に①・②・酒・しょうゆ・だし汁を入れて煮る。
4. 器に③を盛る。

白菜とベーコンの中華スープ

糖質 0.9g　99kcal

材料（1人分）
- 白菜…………………………⅕枚
- ベーコン……………………¾枚
- 葉ねぎ※……………………3g
- 卵……………………………⅓個
- 中華だし顆粒………………小さじ⅓
- しょうゆ（うすくち）………小さじ⅔
- 水……………………………160cc

※白い部分が少なく、緑の部分が多いねぎ

作り方
1. 白菜は1cm幅のそぎ切り、ベーコンは1cm幅に切る。
2. 葉ねぎは小口切りにする
3. 鍋に①・中華だし顆粒・しょうゆ・水を入れて白菜がやわらかくなるまで煮る。
4. ③に溶き卵を回し入れ、②を散らし火を止める。
5. 器に④を盛る。

16日目 牛焼肉風定食

糖質たっぷりの焼肉のタレには注意、自家製で味付けを

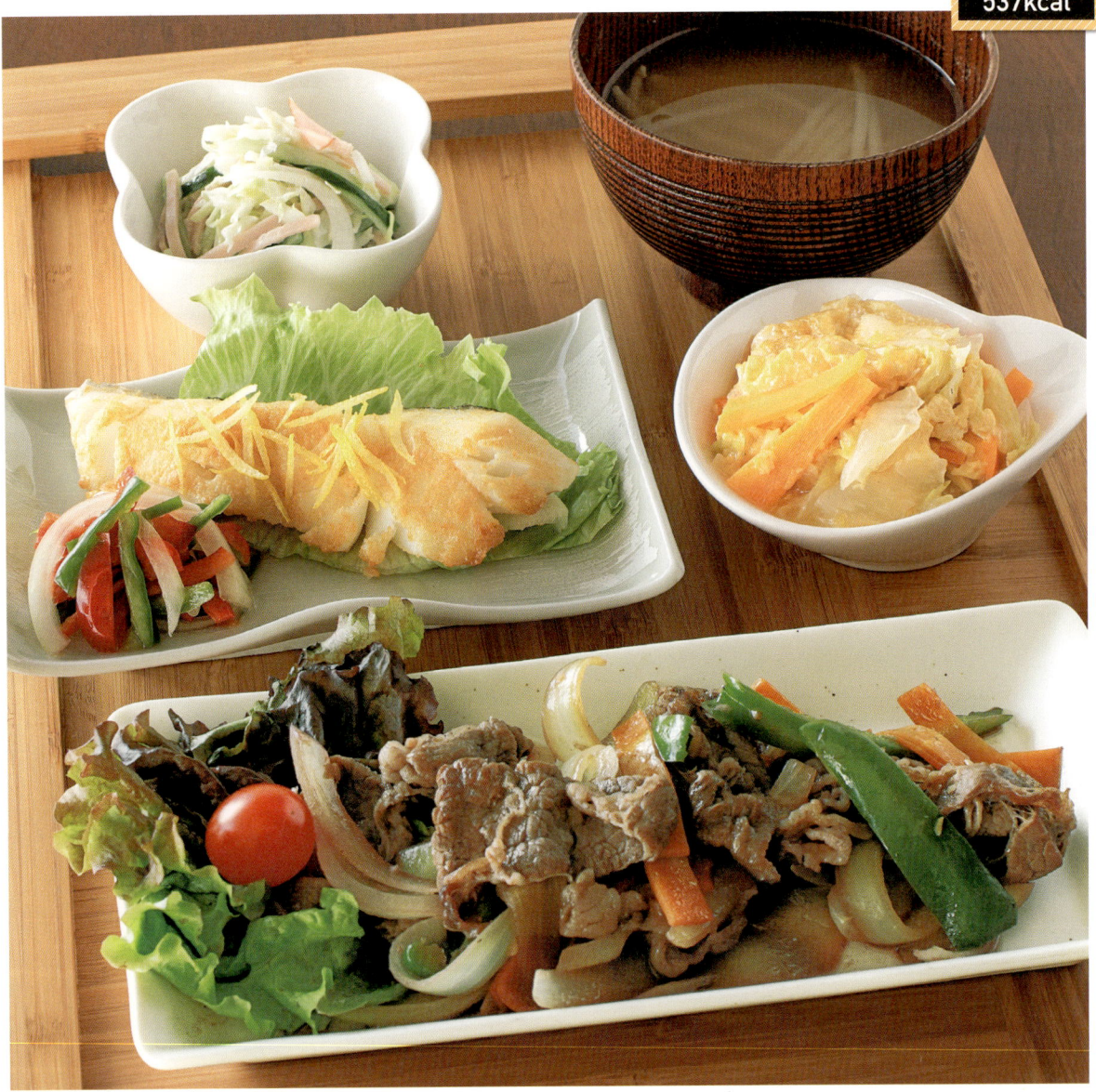

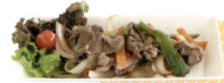

Total 糖質 16.8g / 537kcal

牛焼肉風

糖質 7.1g / 151kcal

材料（1人分）
- 牛肉（肩・スライス）‥50g
- たまねぎ‥‥‥‥‥⅓個
- ピーマン‥‥‥‥‥1個
- にんじん‥‥‥‥‥1cm厚さ
- しょうが‥‥‥‥‥½片
- にんにく‥‥‥‥‥少々
- 酒‥‥‥‥‥‥‥‥小さじ⅕
- しょうゆ（こいくち）‥小さじ1
- ごま油‥‥‥‥‥‥小さじ¼

〈付け合わせ〉
- サニーレタス‥‥‥1枚
- ミニトマト‥‥‥‥1個

作り方
1. たまねぎ・ピーマンは1cm幅の細切り、にんじんは1cm幅の短冊切りにする。
2. しょうが・にんにくはみじん切りにする。
3. フライパンを温めてごま油を敷き、②を炒める。
4. ③に牛肉・①を入れて炒め、牛肉に火が通ったら酒・しょうゆを加えて炒め合わせる。
5. 器に④を盛り、サニーレタス・ミニトマトを添える。

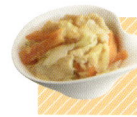

糖尿病・肥満を克服！ 高雄病院の1ヶ月間・日替わり「糖質制限」給食

白菜と油揚げの卵とじ
糖質 2.1g / 129kcal

材料（1人分）
- 白菜……………………½枚
- 油揚げ…………………½枚
- にんじん………………1cm厚さ
- 卵………………………1個
- しょうゆ（うすくち）…小さじ⅔
- だし汁…………………150cc

作り方
1. 白菜は1cm幅のそぎ切り、油揚げは1cm幅の細切り、にんじんは1cm幅の短冊切りにする。
2. 鍋にしょうゆ・だし汁を入れて煮立て、①を入れて煮る。
3. 野菜に火が通ったら溶き卵を回し入れ、火を止める。
4. 器に③を盛る。

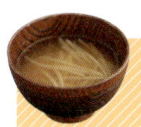

もやしの味噌汁
糖質 2.1g / 23kcal

材料（1人分）
- もやし…………………⅙袋
- みそ……………………小さじ1・⅔
- だし汁…………………160cc

作り方
1. 鍋にもやし・だし汁を入れてもやしがやわらかくなるまで煮る。
2. ①にみそを溶き入れ、器に盛る。

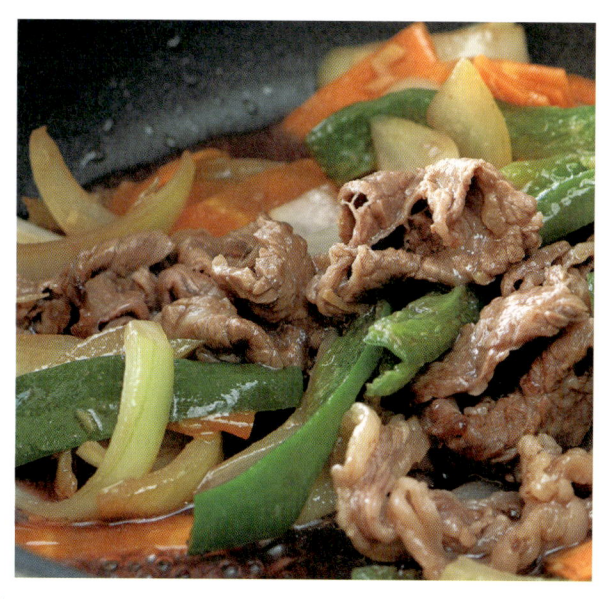

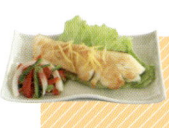

焼タラとピーマンのマリネ
糖質 3.2g / 81kcal

材料（1人分）
- タラ……………………60g
- おいしい大豆（粉）……小さじ1
- 油………………………少々
- たまねぎ………………10g
- ピーマン………………½個
- 赤ピーマン……………10g
- ゆず皮…………………少々
- ゆず果汁………………小さじ2
- しょうゆ（うすくち）…小さじ½
- 酢………………………小さじ1
- レタス…………………⅔枚

作り方
1. タラはおいしい大豆をまぶす。
2. フライパンを温めて油を敷き、①を焼く。
3. たまねぎ・ピーマン・赤ピーマンは細切りにする。
4. ゆず皮はせん切りにする。
5. ボウルにゆず果汁・しょうゆ・酢を入れて、混ぜ合わせ③を入れて和える。
6. 器にレタスを敷き、②を盛って④を散らし、⑤を添える。

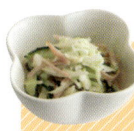

きゅうりとハムのサラダ
糖質 2.3g / 153kcal

材料（1人分）
- きゅうり………………⅕本
- キャベツ………………⅓枚
- ロースハム……………1枚
- たまねぎ………………5g
- マヨネーズ……………大さじ1強

作り方
1. きゅうり・キャベツ・ロースハムは細切りにする。
2. たまねぎは薄くスライスして水にさらし、水切りする。
3. ボウルに①・②・マヨネーズを入れて和える。
4. 器に③を盛る。

17日目 サバの味噌煮定食

DHA、EPAを含んだ魚は積極的に摂りたい食品

Total
糖質 **17.6g**
580kcal

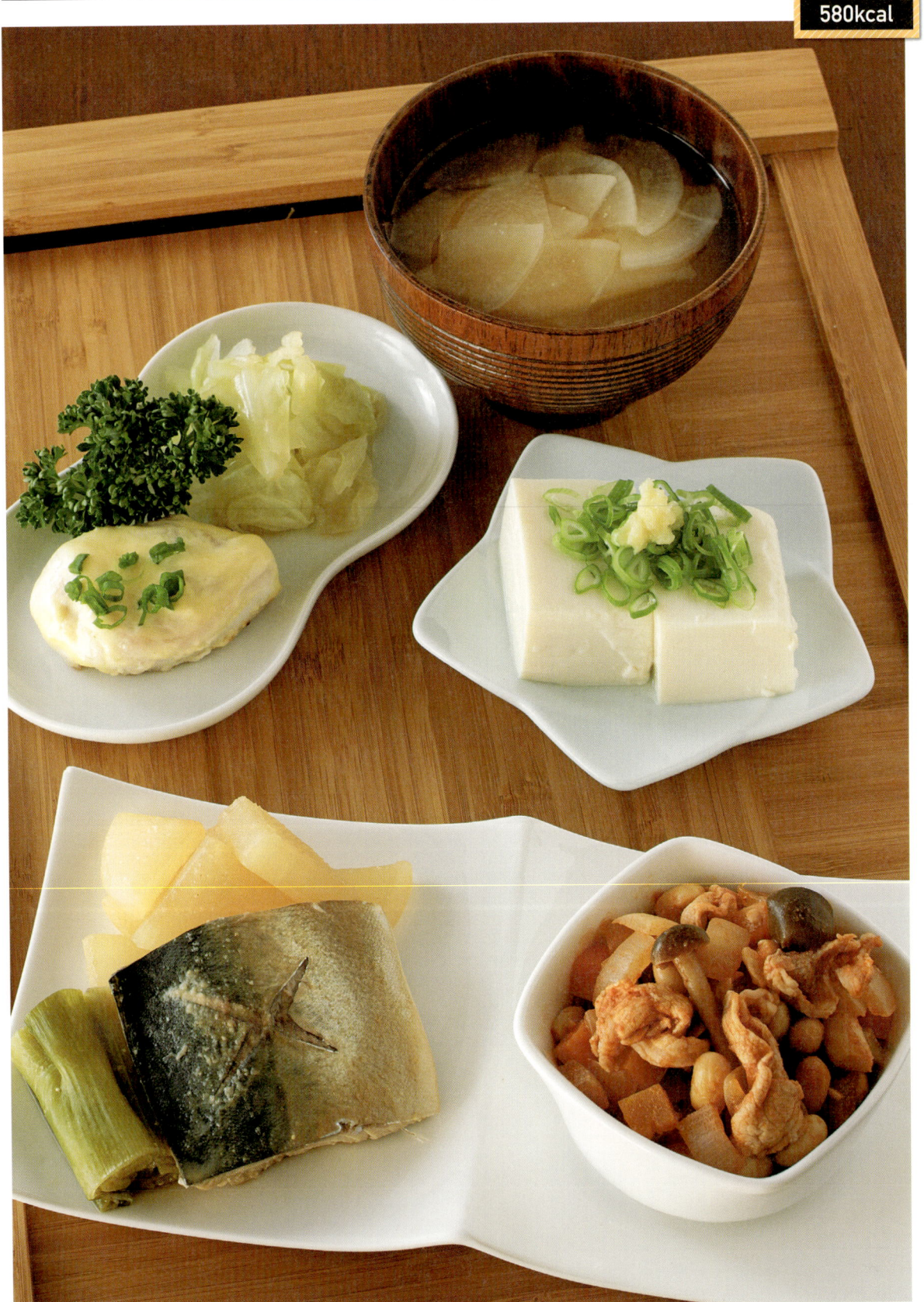

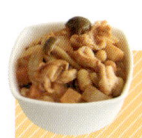

ポークビーンズ
糖質 5.8g / 107kcal

材料（1人分）
- 大豆（乾燥）…………10g
- 豚ロース肉（脂身なし）……20g
- にんじん………………2cm厚さ
- たまねぎ………………⅓個
- しめじ…………………10g
- トマトピューレ…………小さじ2
- しょうゆ（こいくち）………小さじ½
- 油………………………少々

作り方
1. 大豆はたっぷりの水（分量外）でやわらかくなるまでゆで、水気を切る。
2. 豚ロース肉・にんじん・たまねぎは1cm角に切り、しめじは根元を切り落としてほぐす。
3. 鍋を温め油を敷き、①・②を入れて炒め、少量の水（分量外）・トマトピューレ・しょうゆを加えて煮る。
4. 器に③を盛る。

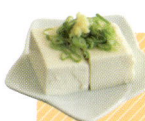

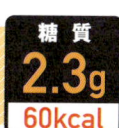

冷奴の薬味がけ
糖質 2.3g / 60kcal

材料（1人分）
- 絹豆腐……⅓丁
- 葉ねぎ※…5g
- しょうが……………½片
- しょうゆ（こいくち）……小さじ½弱

※白い部分が少なく、緑の部分が多いねぎ

作り方
1. 絹豆腐を半分に切る。
2. 葉ねぎは小口切り、しょうがはすりおろす。
3. 器に①を盛り、②をのせてしょうゆをかける。

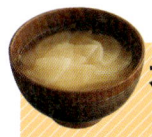

大根の味噌汁
糖質 2.6g / 27kcal

材料（1人分）
- 大根……1cm厚さ
- みそ……小さじ1・⅔
- だし汁……160cc

作り方
1. 大根は薄いいちょう切りにする。
2. 鍋に①・だし汁を入れて大根がやわらかくなるまで煮る。
3. ②にみそを溶き入れ、器に盛る。

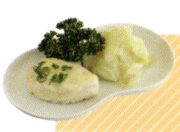

鶏肉マヨネーズ焼き
糖質 2.3g / 206kcal

材料（1人分）
- 鶏むね肉………………50g
- 万能ねぎ………………1本
- マヨネーズ……………小さじ1・½
- 塩………………………少々
- 練り辛子………………少々
- にんにく（すりおろし）……少々

(付け合わせ)
- キャベツ…………………1枚弱
- パセリ（生）……………少々
- しょうゆ（うすくち）……小さじ⅓

作り方
1. 鶏むね肉は切り込みを入れる。
2. 万能ねぎは小口切りにする。
3. マヨネーズ・塩・練り辛子・にんにくを混ぜ合わせ、①に塗り、温めたテフロン加工のフライパンで焼く。
4. キャベツはひと口大に切り、塩（分量外）を入れた熱湯でゆでて冷水に取り、水気をしぼる。
5. ④にしょうゆを加えて和える。
6. 器に③を盛って②を散らし、⑤・パセリを添える。

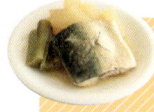

サバの味噌煮
糖質 4.6g / 180kcal

材料（1人分）
- サバ……………………70g
- 大根……………………2cm厚さ
- 葉ねぎ※………………⅓本
- みそ……………………小さじ1・⅔
- 酒………………………小さじ⅕
- だし汁…………………150cc

※白い部分が少なく、緑の部分が多いねぎ

作り方
1. サバは皮面に十字に切り込みを入れる。
2. 大根は1cm厚さのいちょう切りにし、面取りをして下ゆでする。
3. 葉ねぎは5cm長さに切る。
4. 鍋にみそ・酒・だし汁を入れて煮立て、①・②・③を入れて煮る。
5. 器に④を盛る。

18日目 青椒肉絲定食

ピーマン、たけのこは低糖質のおすすめ野菜

Total
糖質 8.5g
534kcal

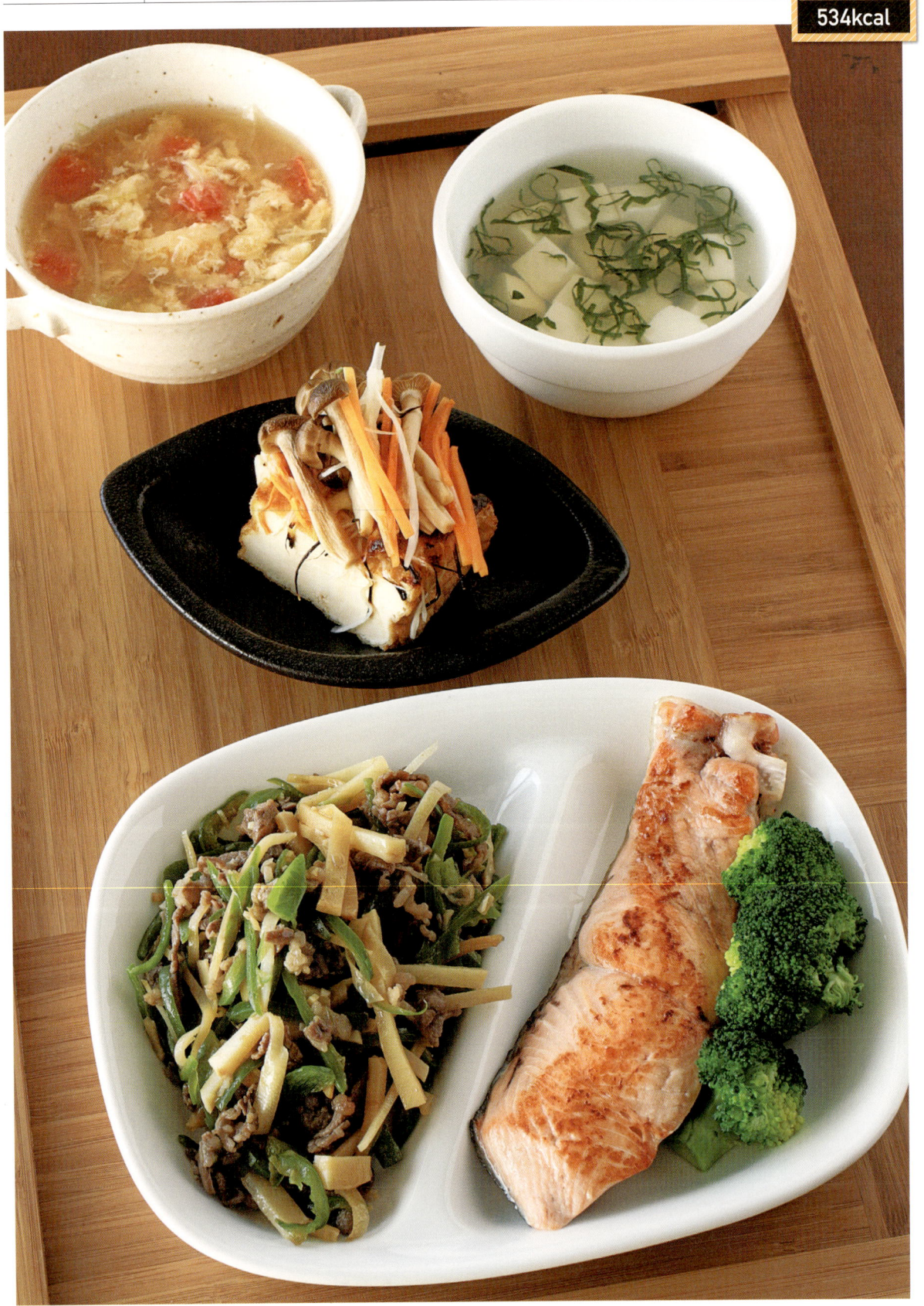

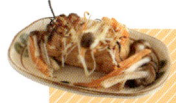

厚揚げ千草焼

糖質 1.5g / 152kcal

材料（1人分）
- 厚揚げ……50g
- 葉深ねぎ※…1/10本
- にんじん……0.5cm厚さ
- しめじ………1/8パック
- しょうゆ（うすくち）‥小さじ1/3
- マヨネーズ……小さじ2・1/2

※白い部分の多い、一般的に「長ねぎ」と言われるもの

作り方
1. 葉深ねぎは白髪ねぎにし、にんじんはせん切り、しめじは根元を切り落としてほぐす。
2. ①をマヨネーズで和える。
3. アルミホイルを広げて厚揚げを置き、②をのせ、しょうゆをかける。
4. ③をオーブントースターで焼く。
5. 器に④を盛る。

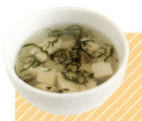

青じそ豆腐寒天よせ

糖質 1.0g / 30kcal

材料（1人分）
- 絹豆腐……1/6丁
- 青しそ……1枚
- 寒天（粉）…0.7g
- 水……………80cc
- しょうゆ（うすくち）‥小さじ1/2
- だし汁………大さじ1

作り方
1. 絹豆腐はさいの目切りにする。
2. 青しそはせん切りにする。
3. 鍋に寒天・水を入れて煮立て、①を加えて加熱し火を止める。
4. 器に②を入れて③を流し入れ、冷蔵庫で冷やし固める。
5. しょうゆ・だし汁を混ぜ合わせて、④にかける。

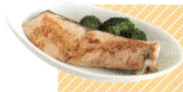

鮭のバターソテー

糖質 0.6g / 175kcal

材料（1人分）
- 銀鮭（生）‥70g
- 塩………少々
- バター‥‥小さじ1/2

〈付け合わせ〉
- ブロッコリー……1/5株
- 塩……………少々

作り方
1. 銀鮭に塩をふる。
2. フライパンを温めてバターを敷き、①を焼く。
3. ブロッコリーは小房に分け、塩を入れた熱湯でゆでる。
4. 器に②を盛り、③を添える。

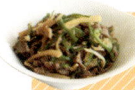

青椒肉絲

糖質 2.4g / 127kcal

材料（1人分）
- 牛肉（青椒肉絲用）………50g
- ピーマン……………2・1/2個
- たけのこ（水煮）……………20g
- しょうが……………1/2片
- にんにく……………少々
- 酒……………小さじ1/2弱
- しょうゆ（うすくち）………小さじ1
- 油……………少々
- 塩……………少々

作り方
1. 牛肉は細切りにして酒（小さじ1/4）・しょうゆ（小さじ1/5）をもみ込む。
2. ピーマン・たけのこは細切りにする。
3. しょうが・にんにくはみじん切りにする。
4. フライパンを温めて油を敷き、③を炒めて香りがでたら①・②加えて炒める。
5. ④に残りの酒・しょうゆ・塩を加えて炒め合わせ、器に盛る。

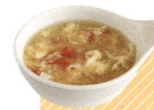

トマトと卵のスープ

糖質 3.0g / 50kcal

材料（1人分）
- トマト……1/3個
- たまねぎ…1/10個
- 卵………1/3個
- 油………少々
- 中華だし顆粒……小さじ1/3
- 塩………………少々
- しょうゆ（うすくち）……小さじ1
- 水………………160cc

作り方
1. トマトは角切り、たまねぎはスライスする。
2. 鍋を温めて油を敷き、①を炒める。
3. ②に中華だし顆粒・塩・しょうゆ・水を入れて煮る。
4. ③を煮立て、溶き卵を回し入れ火を止める。
5. 器に④を盛る。

19日目 ハンバーグきのこおろしソース定食

ハンバーグに豆腐をプラス、おろしときのこで和風ソースに

Total 糖質 14.0g / 501kcal

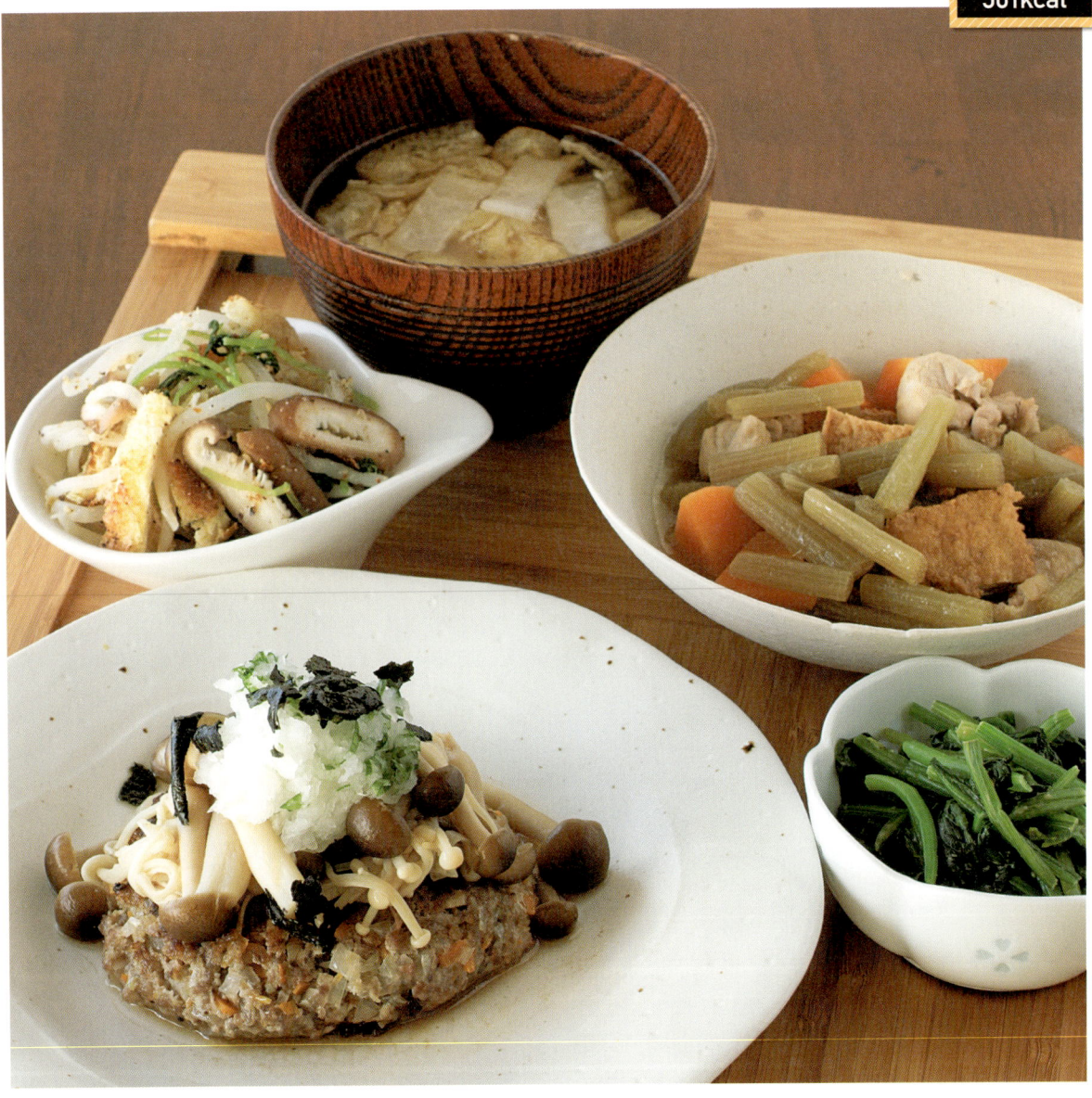

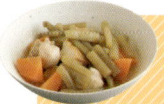

鶏肉とふきの煮物
糖質 2.6g / 192kcal

材料（1人分）
- 鶏もも肉……………………40g
- ふき（水煮）………………40g
- 厚揚げ………………………50g
- にんじん……………………2cm厚さ
- しめじ………………………⅙パック
- しょうゆ（こいくち）………小さじ1
- だし汁………………………200cc

作り方
❶ 鶏もも肉はひと口大、ふきは3cm長さ、厚揚げはひと口大、にんじんは乱切り、しめじは根元を切り落としてほぐす。
❷ 鍋に①・しょうゆ・だし汁を入れて、にんじんがやわらかくなるまで煮る。
❸ 器に②を盛る。

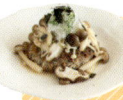

ハンバーグきのこおろしソース

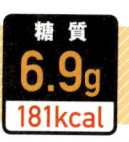

糖質 6.9g / 181kcal

材料（1人分）
- 合びき肉‥‥50g
- 絹豆腐‥‥‥1/6丁
- たまねぎ‥‥1/5個
- にんじん‥‥1cm厚さ
- 生しいたけ‥2枚
- しめじ‥‥‥1/6パック
- えのき茸‥‥1/5袋
- 大根‥‥‥‥2cm厚さ
- 青しそ‥‥‥1/2枚
- もみのり‥‥少々
- 塩‥‥‥‥‥少々
- 油‥‥‥‥‥少々
- しょうゆ（こいくち）‥小さじ1弱
- だし汁‥‥‥100cc

作り方
1. 絹豆腐は重石をして、しっかり水切りする。
2. たまねぎ・にんじんはみじん切りにする。
3. ボウルに①・②・合びき肉・塩を入れてよく混ぜ合わせ、小判型にする。
4. フライパンを温めて油を敷き、③を焼く。
5. 生しいたけは石づきをとりスライス、しめじは根元を切り落としてほぐし、えのき茸は根元を切り落として半分に切る。
6. 大根はすりおろし、青しそはせん切りにする。
7. 鍋に⑤・しょうゆ・だし汁を入れて煮る。
8. 器に④を盛り、⑥・⑦・もみのりをのせる。

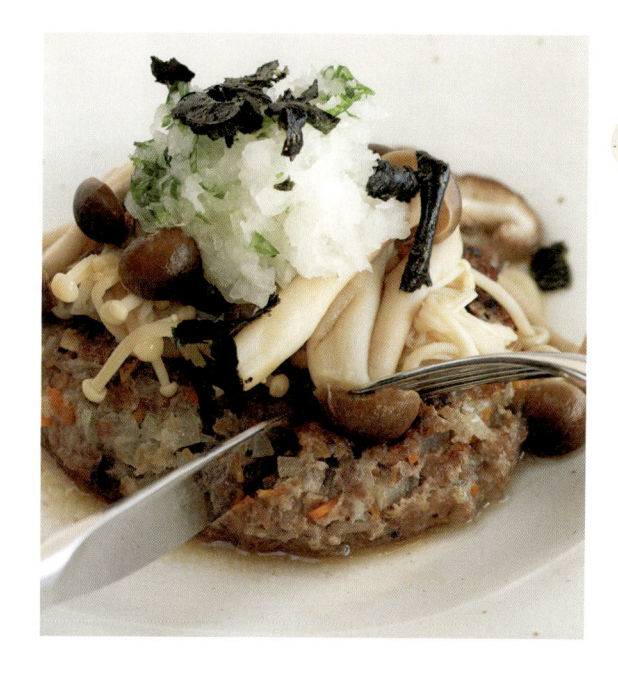

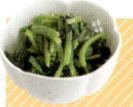

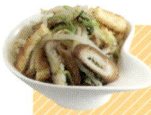

ほうれん草のねりごま和え

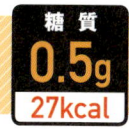

糖質 0.5g / 27kcal

材料（1人分）
- ほうれん草‥‥‥‥‥‥70g
- 練りごま（白）‥‥‥‥小さじ2/3
- しょうゆ（こいくち）‥小さじ1/3

作り方
1. ほうれん草は塩（分量外）を入れた熱湯でゆでて冷水に取り、水気をしぼり3cm長さに切る。
2. ボウルに練りごま・しょうゆを入れてよく混ぜ、①を和える。
3. 器に②を盛る。

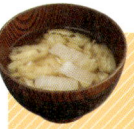

油揚げと大根の味噌汁

糖質 2.3g / 49kcal

材料（1人分）
- 大根‥‥‥‥‥‥‥‥‥20g
- 油揚げ‥‥‥‥‥‥‥‥1/3枚
- みそ‥‥‥‥‥‥‥‥‥小さじ1・2/3
- だし汁‥‥‥‥‥‥‥‥160cc

作り方
1. 大根は短冊切り、油揚げは細切りにする。
2. 鍋に①・だし汁を入れて大根がやわらかくなるまで煮る。
3. ②にみそを溶き入れ、器に盛る。

もやしとしいたけの酢のもの

糖質 1.7g / 52kcal

材料（1人分）
- もやし‥‥‥‥‥‥‥‥1/3袋
- 生しいたけ‥‥‥‥‥‥1枚
- 油揚げ‥‥‥‥‥‥‥‥1/3枚
- 三つ葉‥‥‥‥‥‥‥‥10g
- 炒りごま（白）‥‥‥‥小さじ2/3
- 酢‥‥‥‥‥‥‥‥‥‥小さじ1
- しょうゆ（うすくち）‥小さじ1/3

作り方
1. もやしは熱湯でゆでて冷水に取り、水気をしぼる。
2. 生しいたけ・油揚げはテフロン加工のフライパンで焼き、細切りにする。
3. 三つ葉は3cm長さに切り、さっとゆでて冷水に取り、水気をしぼる。
4. すり鉢に炒りごまを入れてすり、酢・しょうゆを混ぜ、①・②・③を和える。
5. 器に④を盛る。

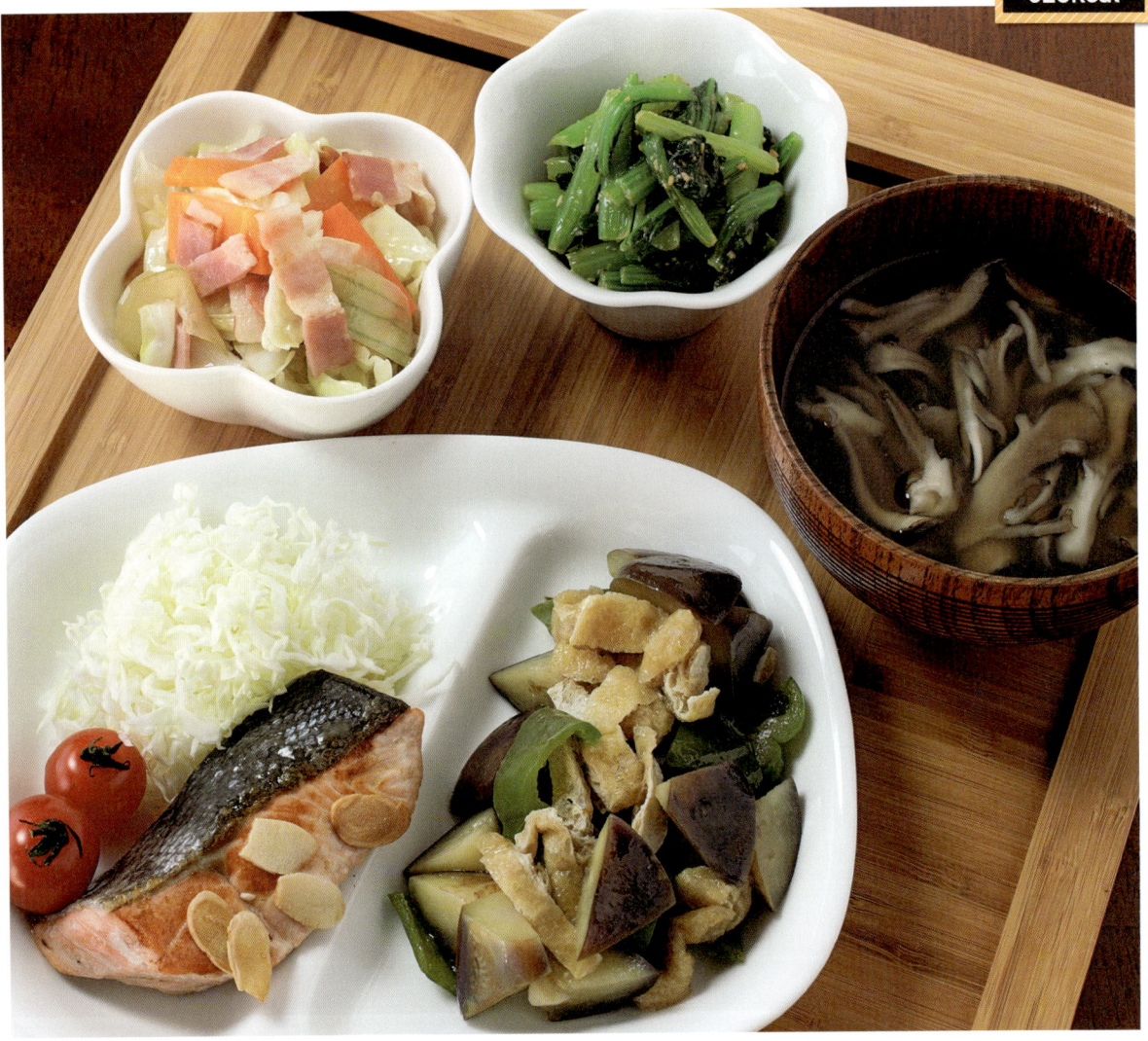

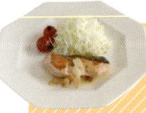

20日目 鮭のグリルアーモンドソース定食

アーモンドとバターしょうゆで満足感アップ

Total 糖質 13.0g 528kcal

鮭のグリルアーモンドソース
糖質 2.9g / 197kcal

材料（1人分）
- 銀鮭（生）……………60g
- 塩………………………少々
- 白ワイン………………小さじ1/5
- アーモンド（スライス）……4g
- バター…………………小さじ1強
- レモン果汁……………小さじ1
- しょうゆ（うすくち）……小さじ1/2

《付け合わせ》
- キャベツ………………1/3枚
- ミニトマト……………2個

作り方
1. 銀鮭は塩・白ワインをふり、テフロン加工のフライパンで焼く。
2. キャベツはせん切りにする。
3. ①のフライパンを温め、アーモンドを空煎りして取り出す。
4. ③のフライパンにバターを溶かし、レモン果汁・しょうゆを加えて煮立てる。
5. 器に①を盛り、④をかけて③を散らし、②・ミニトマトを添える。

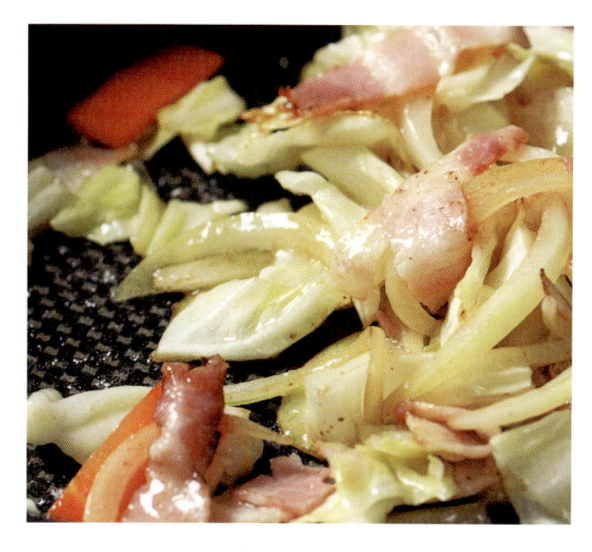

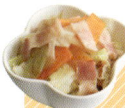

> 糖尿病・肥満を克服！　高雄病院の1ヶ月間・日替わり「糖質制限」給食

野菜とベーコンのソテー

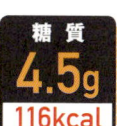

糖質 4.5g / 116kcal

材料（1人分）
- キャベツ……………………1枚弱
- にんじん……………………1cm厚さ
- たまねぎ……………………1/7個
- ベーコン……………………1枚
- 油……………………………少々
- しょうゆ（うすくち）………小さじ1/3

作り方
1. キャベツ・にんじんは短冊切り、たまねぎは薄切りにする。
2. ベーコンは1cm幅に切る。
3. フライパンを温めて油を敷き、②を炒め、①を加えてさらに炒める。
4. ③にしょうゆを加えて炒める。
5. 器に④を盛る。

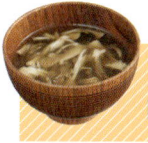

まいたけの味噌汁

糖質 1.7g / 23kcal

材料（1人分）
- まいたけ……………………1/3パック
- みそ…………………………小さじ1・2/3
- だし汁………………………160cc

作り方
1. まいたけは小房に分ける。
2. 鍋に①・だし汁を入れて煮る。
3. ②にみそを溶き入れ、器に盛る。

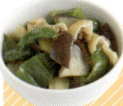

なすとピーマンの揚げ煮

糖質 3.1g / 173kcal

材料（1人分）
- なす…………………………大1本
- ピーマン……………………1個
- 油揚げ………………………1/2枚
- 揚げ油………………………適量
- しょうゆ（こいくち）………小さじ2/3
- だし汁………………………150cc

作り方
1. なすはひと口大の乱切り、ピーマンは2cm大の乱切りにする。
2. 油揚げは細切りにする。
3. 揚げ油を温め、①を揚げる。
4. 鍋に②・③・しょうゆ・だし汁を入れて煮る。
5. 器に④を盛る。

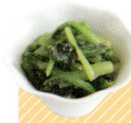

小松菜の辛子和え

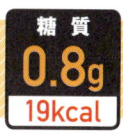

糖質 0.8g / 19kcal

材料（1人分）
- 小松菜………………………70g
- 炒りごま（白）……………小さじ1/3
- 練り辛子……………………少々
- しょうゆ（こいくち）………小さじ1/2

作り方
1. 小松菜は塩（分量外）を入れた熱湯でゆでて冷水に取り、水気をしぼり3cm長さに切る。
2. すり鉢に炒りごまを入れてすり、練り辛子・しょうゆを加えてよく混ぜ、①を和える。
3. 器に②を盛る。

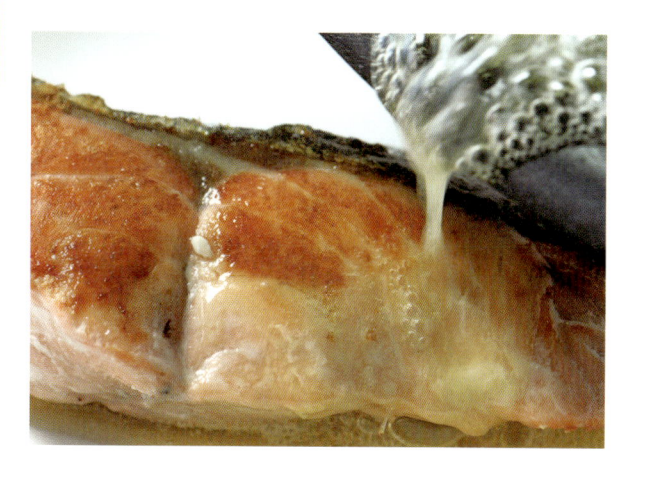

21日目 とんかつ定食

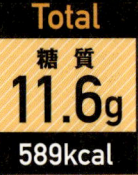

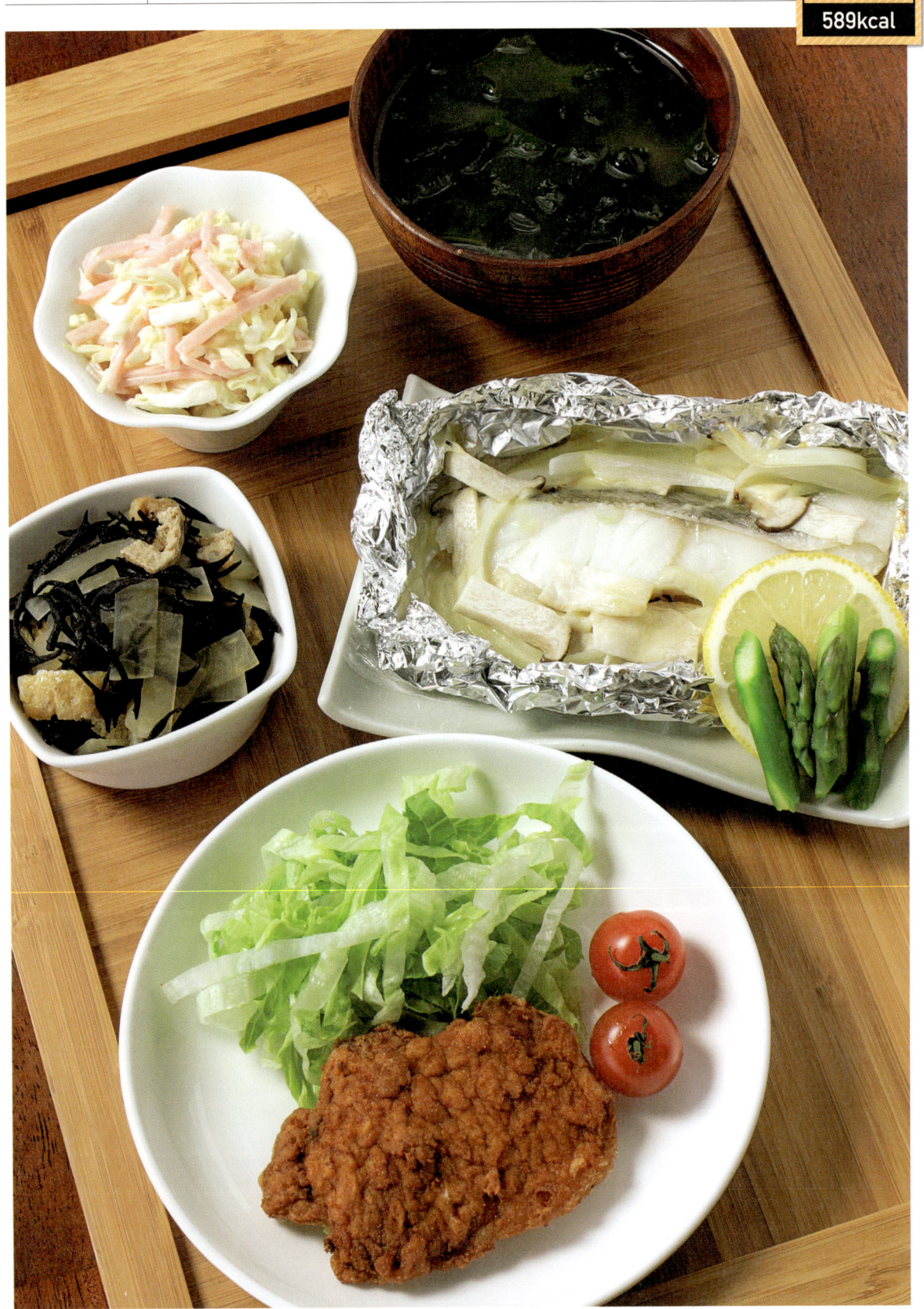

衣を低糖質の大豆粉に代えれば、とんかつもOK

Total
糖質 **11.6g**
589kcal

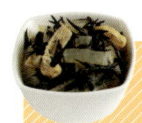

大根とひじきの煮物

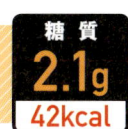

糖質 2.1g / 42kcal

材料（1人分）
- ひじき（乾燥）…………3g
- 大根……………………2cm厚さ
- 油揚げ…………………1/3枚
- しょうゆ（こいくち）………小さじ2/3
- だし汁…………………200cc

作り方
1. ひじきは水戻しし、水気を切る。
2. 大根・油揚げは短冊切りにする。
3. 鍋に①・②・しょうゆ・だし汁を入れて煮る。
4. 器に③を盛る。

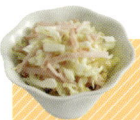

キャベツとロースハムのサラダ

糖質 2.1g / 152kcal

材料（1人分）
- キャベツ………………2/3枚
- ロースハム……………1枚
- マヨネーズ……………大さじ1強

作り方
1. キャベツ・ロースハムは細切りにする。
2. ボウルに①・マヨネーズを入れて和える。
3. 器に②を盛る。

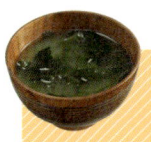

わかめの味噌汁

糖質 2.3g / 23kcal

材料（1人分）
- カットわかめ……………2g
- みそ……………………小さじ1・2/3
- だし汁…………………160cc

作り方
1. カットわかめは水戻しし、水気を切る。
2. 鍋に①・だし汁を入れて煮る。
3. ②にみそを溶き入れ、器に盛る。

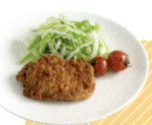

とんかつ

糖質 1.7g / 270kcal

材料（1人分）
- 豚ロース肉（とんかつ用）……50g
- 塩………………………少々
- 卵………………………小さじ1
- おいしい大豆（粉）………小さじ2強
- 揚げ油…………………適量

〈付け合わせ〉
- レタス…………………2/3枚
- ミニトマト………………2個

作り方
1. 豚ロース肉は筋切りし、塩をふる。
2. ①においしい大豆・溶き卵・おいしい大豆の順に衣をつける。
3. 揚げ油を温め、②を揚げる。
4. レタスは細切りにする。
5. 器に③を盛り、④・ミニトマトを添える。

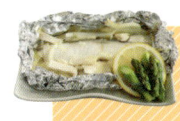

タラとエリンギのホイル焼き

糖質 3.4g / 102kcal

材料（1人分）
- タラ……………………60g
- たまねぎ………………1/10個
- エリンギ………………1/2本
- ピザチーズ……………10g
- 塩………………………少々
- 酒………………………小さじ1/5
- レモン（輪切り）…………1枚

〈付け合わせ〉
- アスパラガス……………1本強
- 塩………………………少々

作り方
1. たまねぎ・エリンギは薄くスライスする。
2. アルミホイルを広げてタラをのせ、塩・酒をふり、①・ピザチーズをのせて包む。
3. ②をオーブン※に入れ、タラに火が通るまで焼く。
4. アスパラガスは斜め切りにし、塩を入れた熱湯でゆでて冷水に取る。
5. 器に③をのせ、レモン・④を添える。

※オーブントースター・魚焼きグリルでも可

22日目 ミートローフ定食

パン粉や牛乳は糖質なので、つなぎ程度に

Total
糖質 **18.1g**
564kcal

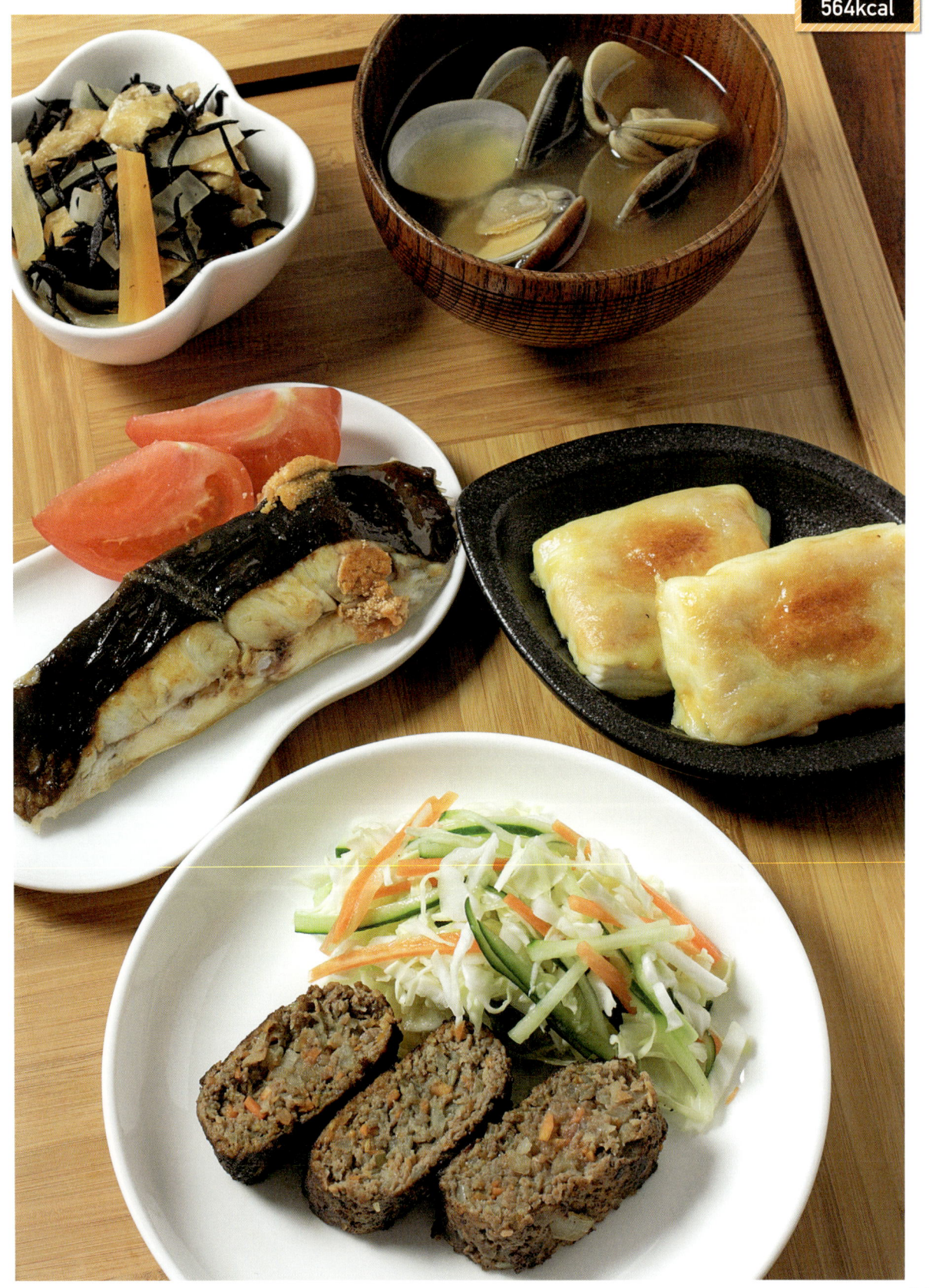

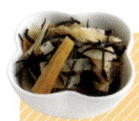

ひじきの共煮

糖質 2.1g / 42kcal

材料（1人分）
- ひじき（乾燥）……………3g
- にんじん……………………1cm厚さ
- 油揚げ………………………1/3枚
- 大根…………………………1cm厚さ
- しょうゆ（こいくち）………小さじ1/2
- だし汁………………………100cc

作り方
1. ひじきは水戻しし、水気を切る。
2. にんじん・油揚げ・大根は短冊切りにする。
3. 鍋に①・②・しょうゆ・だし汁を入れて水気がなくなるまで煮る。
4. 器に③を盛る。

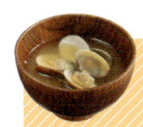

あさりの味噌汁

糖質 1.8g / 26kcal

材料（1人分）
- あさり………………………60g
- みそ…………………………小さじ1・2/3
- だし汁………………………160cc

作り方
1. あさりは洗い、塩水につけて砂抜きする。
2. 鍋に①・だし汁を入れてあさりの口が開くまで煮る。
3. ②にみそを溶き入れ、器に盛る。

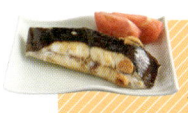

からすカレイの照り焼き

糖質 2.1g / 126kcal

材料（1人分）
- からすカレイ………………60g
- しょうゆ（こいくち）………小さじ1/2
- 油……………………………少々

〈付け合わせ〉
- トマト………………………1/2個

作り方
1. からすカレイにしょうゆを塗る。
2. フライパンに油を敷き、①を焼く。
3. トマトはくし切りにする。
4. 器に②を盛り、③を添える。

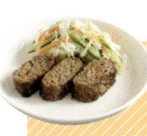

ミートローフ

糖質 8.5g / 244kcal

材料（1人分）
- 合びき肉……60g
- たまねぎ……1/5個
- にんじん……1.5cm厚さ
- ゆで卵………1/4個
- パン粉………小さじ1
- 塩……………少々
- 牛乳…………小さじ1
- 油……………少々

〈付け合わせ〉
- キャベツ……1枚弱
- きゅうり……1/5本
- にんじん……0.5cm厚さ
- 酢……………小さじ1
- 油……………小さじ1
- 塩……………少々

作り方
1. たまねぎ・にんじんはみじん切りにして炒め、ゆで卵は細かく切る。
2. ボウルに①・合びき肉・パン粉・塩・牛乳を入れてよく混ぜ合わせ、形を整える。
3. フライパンを温めて油を敷き、②を焼く。
4. キャベツ・きゅうり・にんじんはせん切りにする。
5. ボウルに酢・油・塩を入れて混ぜ、④を入れてよく和える。
6. 器に食べやすい大きさに切った③をのせ、⑤を添える。

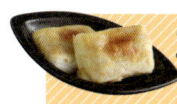

豆腐のチーズ焼

糖質 3.6g / 126kcal

材料（1人分）
- 絹豆腐………………………1/3丁
- スライスチーズ……………15g
- みそ…………………………小さじ1・2/3
- ラカントS…………………小さじ1強

作り方
1. 絹豆腐は半分に切り、重石をして、しっかり水切りする。
2. みそ・ラカントSを混ぜ合わせる。
3. ①に②を塗り、スライスチーズをのせて、オーブン※でスライスチーズがとろけるまで焼く。
4. 器に③を盛る。

※オーブントースター・魚焼きグリルでも可

23日目 鶏肉のワイン煮定食

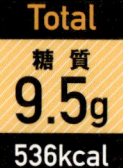

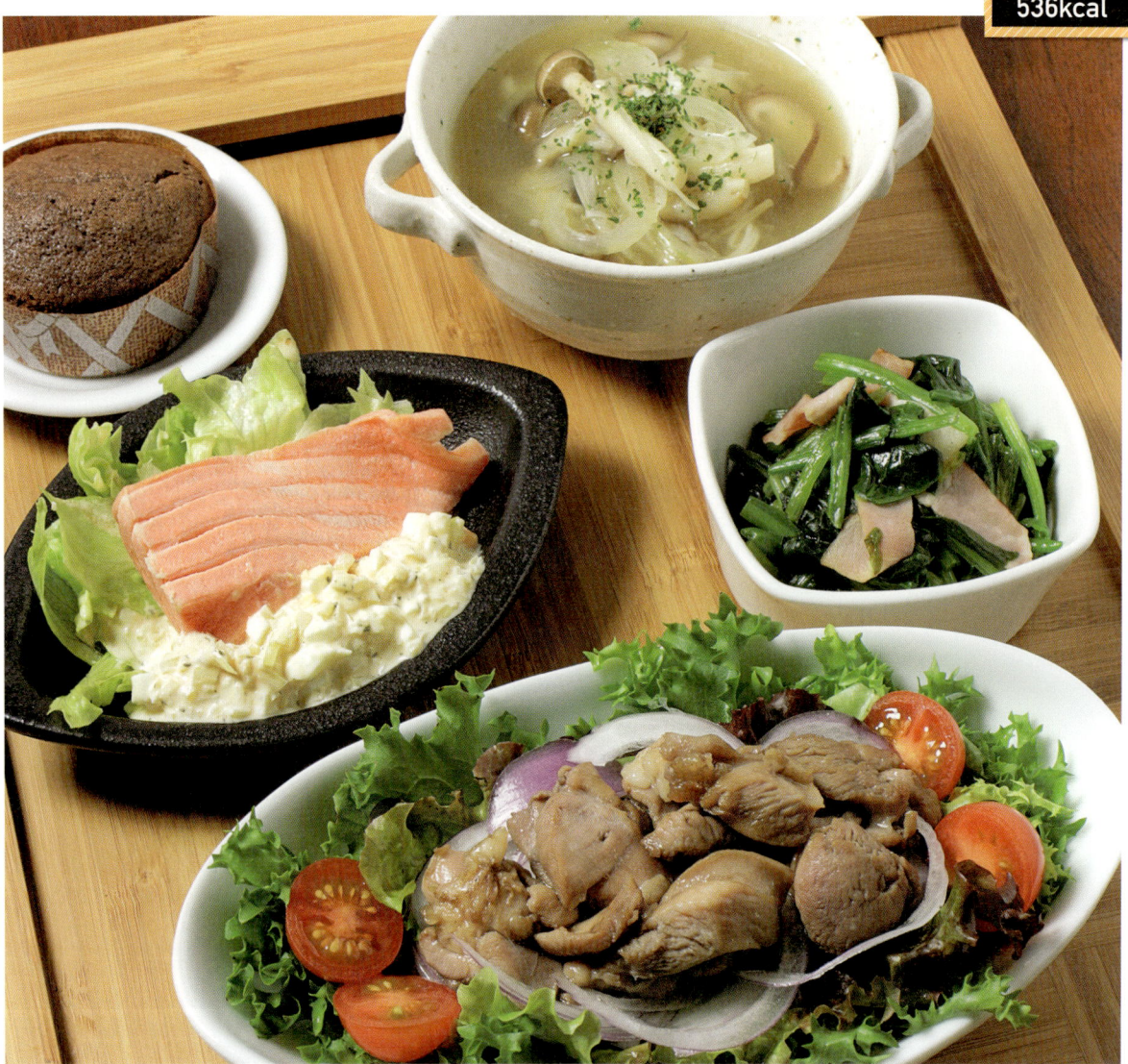

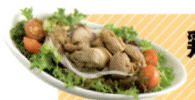

赤ワインで煮て、いつもとは違う贅沢な1品に

Total 糖質 **9.5g** 536kcal

鶏肉のワイン煮

糖質 **2.2g** 173kcal

材料（1人分）
- 鶏もも肉・・・・・・・・・・・・・・・60g
- 赤ワイン・・・・・・・・・・・・・・・小さじ2
- しょうゆ（こいくち）・・・・・・・小さじ½
- ラカントS・・・・・・・・・・・・・・・小さじ1

《付け合わせ》
- エンダイブ（葉）・・・・・・・・・15g
- サニーレタス・・・・・・・・・・・1枚
- 紫たまねぎ・・・・・・・・・・・・5g
- ミニトマト・・・・・・・・・・・・・・2個

作り方
❶ 鶏もも肉はひと口大に切る。
❷ フライパンを温めて①を焼き、赤ワイン・しょうゆ・ラカントSを加えて煮る。
❸ エンダイブ・サニーレタスは食べやすい大きさにちぎり、紫たまねぎは薄くスライスする。
❹ ミニトマトは半分に切る。
❺ 器に③を敷き、②をのせて④を飾る。

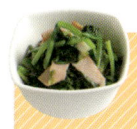

ほうれん草とベーコンのソテー

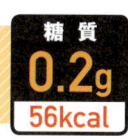

糖質 0.2g / 56kcal

材料（1人分）
- ほうれん草…70g
- ベーコン……½枚
- 塩…………少々
- 油…………少々

作り方
1. ほうれん草は3cm長さに切る。
2. ベーコンは1cm幅に切る。
3. フライパンを温めて油を敷き、②を炒め、①を加えてさらに炒める。
4. ③に塩を加えて味を調える。
5. 器に④を盛る。

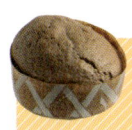

おからショコラ

糖質 1.0g / 143kcal

材料（1人分）
- おからパウダー………5g
- ココアパウダー………1g
- ベーキングパウダー…0.5g
- 無塩バター……………6g
- 卵………………⅓個
- ラカントS………8g
- 生クリーム………10g
- ラム酒…………2g

作り方
1. おからパウダー・ココアパウダー・ベーキングパウダーを混ぜ合わせる。
2. 無塩バターを溶かす。
3. ボウルに卵を割りほぐし、ラカントS・生クリーム・ラム酒を混ぜる。
4. ③に①を入れてよく混ぜ、②を回し入れてさらに混ぜる。
5. 器に④を入れ、180℃のオーブンで12〜13分焼く。

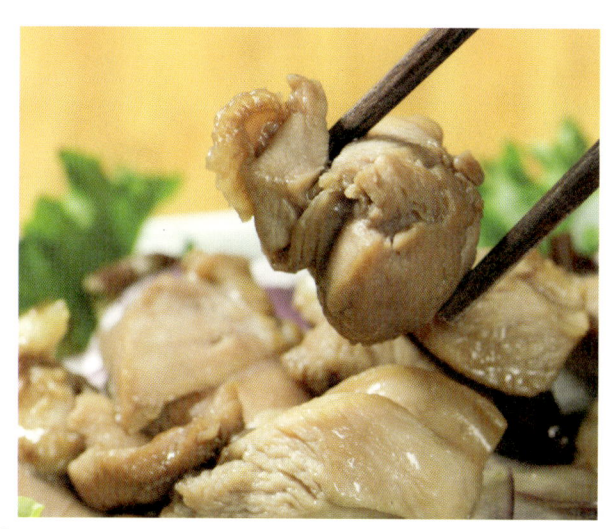

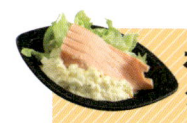

ボイルサーモン タルタルソース

糖質 1.8g / 133kcal

材料（1人分）
- 鮭（刺身用）……………30g
- レタス……………………⅓枚
- ゆで卵……………………⅙個
- たまねぎ…………………10g
- 牛乳………………………小さじ1
- パセリ（乾燥）…………少々
- 塩…………………………少々
- マヨネーズ………………小さじ2・½
- レモン果汁………………小さじ½

作り方
1. 鮭は熱湯でゆで、冷水に取る。
2. レタスはひと口大にちぎる。
3. ゆで卵はみじん切り、たまねぎはみじん切りにし水にさらして水気をしぼる。
4. ボウルに③・牛乳・パセリ・塩・マヨネーズ・レモン果汁を入れて混ぜ合わせる。
5. 器に②を敷き、①を盛り、④をかける。

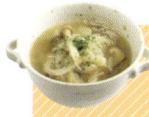

きのこと玉ねぎのスープ

糖質 4.3g / 31kcal

材料（1人分）
- たまねぎ…………………⅕個
- しめじ……………………10g
- えのき茸…………………10g
- 生しいたけ………………1枚
- パセリ（乾燥）…………少々
- バター……………………小さじ¼
- コンソメ…………………小さじ⅓
- 塩…………………………少々
- しょうゆ（うすくち）…少々
- 水…………………………160cc

作り方
1. たまねぎは薄くスライス、しめじは根元を切り落としてほぐし、えのき茸は根元を切り落として半分に切り、生しいたけは石づきを取りスライスする。
2. 鍋を温めてバターを敷き、①を炒める。
3. ②にコンソメ・水を入れて煮て、塩・しょうゆで味を調える。
4. 器に③を盛り、パセリを散らす。

24日目 キエフ風チキンカツ定食

低糖質のチーズをプラスして、満足感のある料理に

Total
糖質 **8.1g**
532kcal

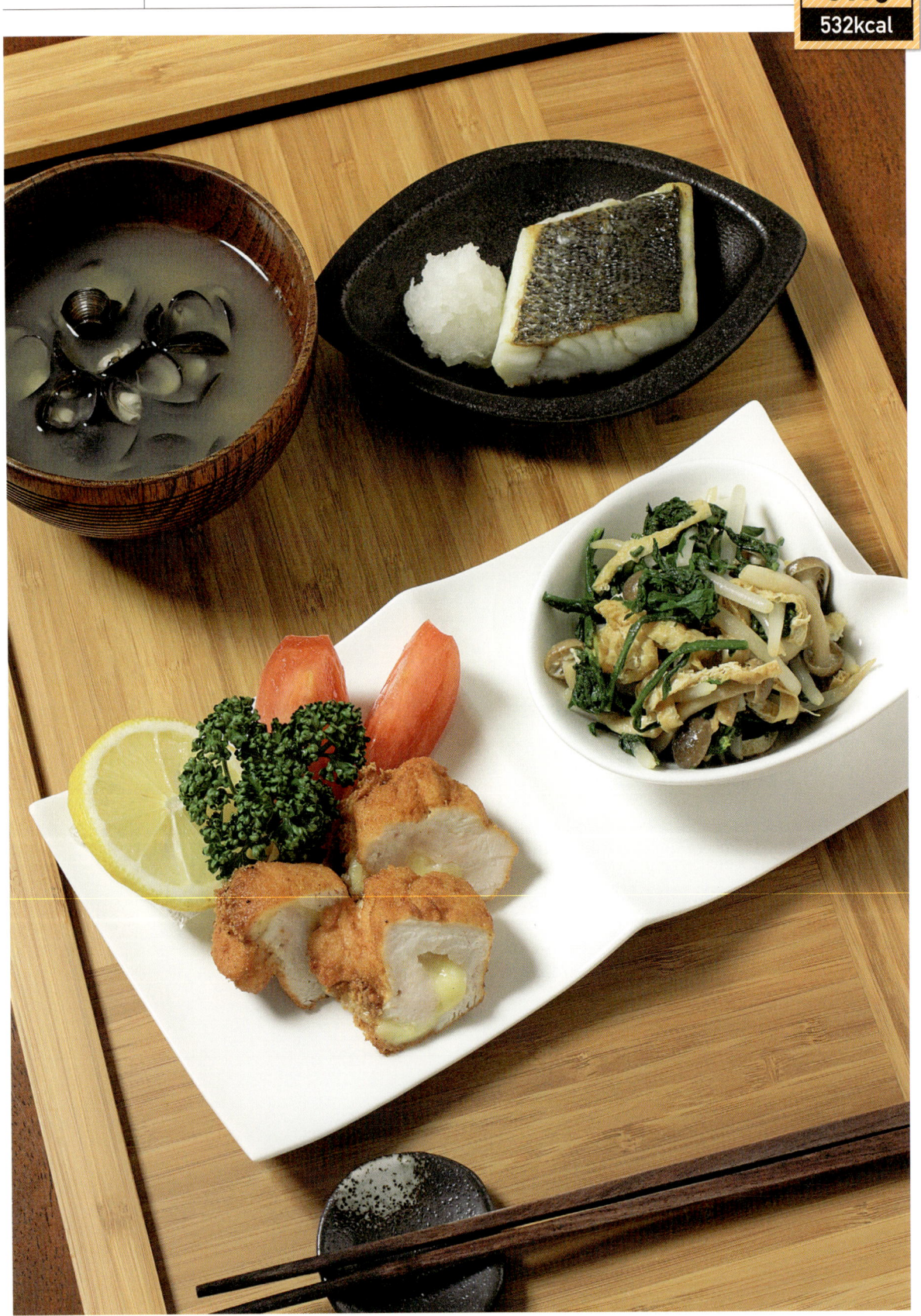

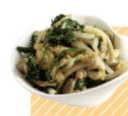

春菊ともやしのごま和え

糖質 1.2g / 52kcal

材料（1人分）
春菊······················40g
油揚げ····················¼枚
しめじ····················10g
もやし····················⅛袋
練りごま（白）············小さじ1
しょうゆ（こいくち）······小さじ½

作り方
① 春菊は塩（分量外）を入れた熱湯でゆでて冷水に取り、水気をしぼり3㎝長さに切る。
② 油揚げは細切り、しめじは根元を切り落としてほぐす。
③ 熱湯で②・もやしをゆでて冷水に取り、水気をしぼる。
④ ボウルに練りごま・しょうゆを入れてよく混ぜ、①・③を和える。
⑤ 器に④を盛る。

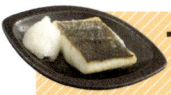

すずきの塩焼

糖質 1.0g / 82kcal

材料（1人分）
スズキ····················60g
塩·······················少々
油·······················少々
〈付け合わせ〉
大根·····················1㎝厚さ

作り方
① スズキは塩をふる。
② フライパンを温めて油を敷き、①を焼く。
③ 大根はすりおろす。
④ 器に②を盛り、③を添える。

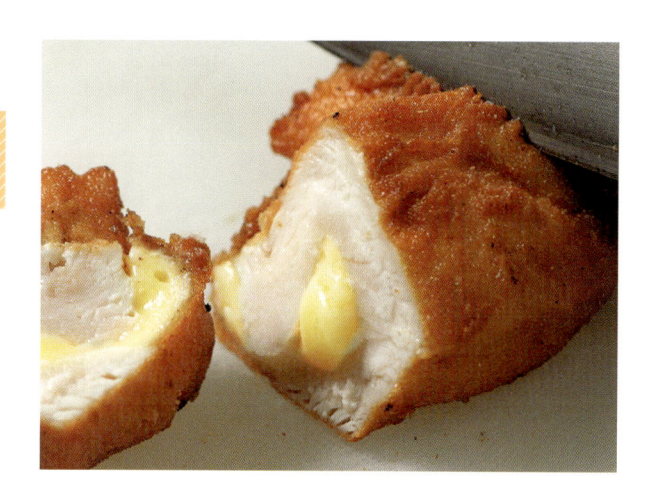

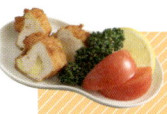

キエフ風チキンカツ

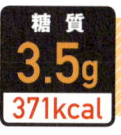

糖質 3.5g / 371kcal

材料（1人分）
鶏むね肉··········60g　　トマト··········½個
チーズ············15g　　パセリ（生）······少々
塩················少々　　レモン（輪切り）··1枚
卵················⅙個
おいしい大豆（粉）···大さじ1強
揚げ油············適量

作り方
① 鶏むね肉は観音開きにして、肉たたきでたたく。
② ①に塩をふり、チーズをのせて巻き、つまようじでとめておいしい大豆・溶き卵・おいしい大豆の順に衣をつける。
③ 揚げ油を温め、②を揚げる。
④ トマトはくし切りにする。
⑤ 器につまようじを抜いて食べやすい大きさに切った③を盛り、④・パセリ・レモンを添える。

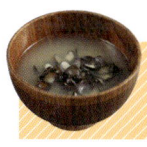

シジミの味噌汁

糖質 2.4g / 27kcal

材料（1人分）
シジミ····················60g
みそ·····················小さじ1・⅔
だし汁····················160cc

作り方
① シジミは洗い、水につけて砂抜きする。
② 鍋に①・だし汁を入れてシジミの口が開くまで煮る。
③ ②にみそを溶き入れ、器に盛る。

25日目 カニしいたけシュウマイ定食

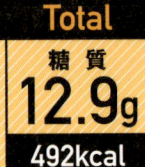

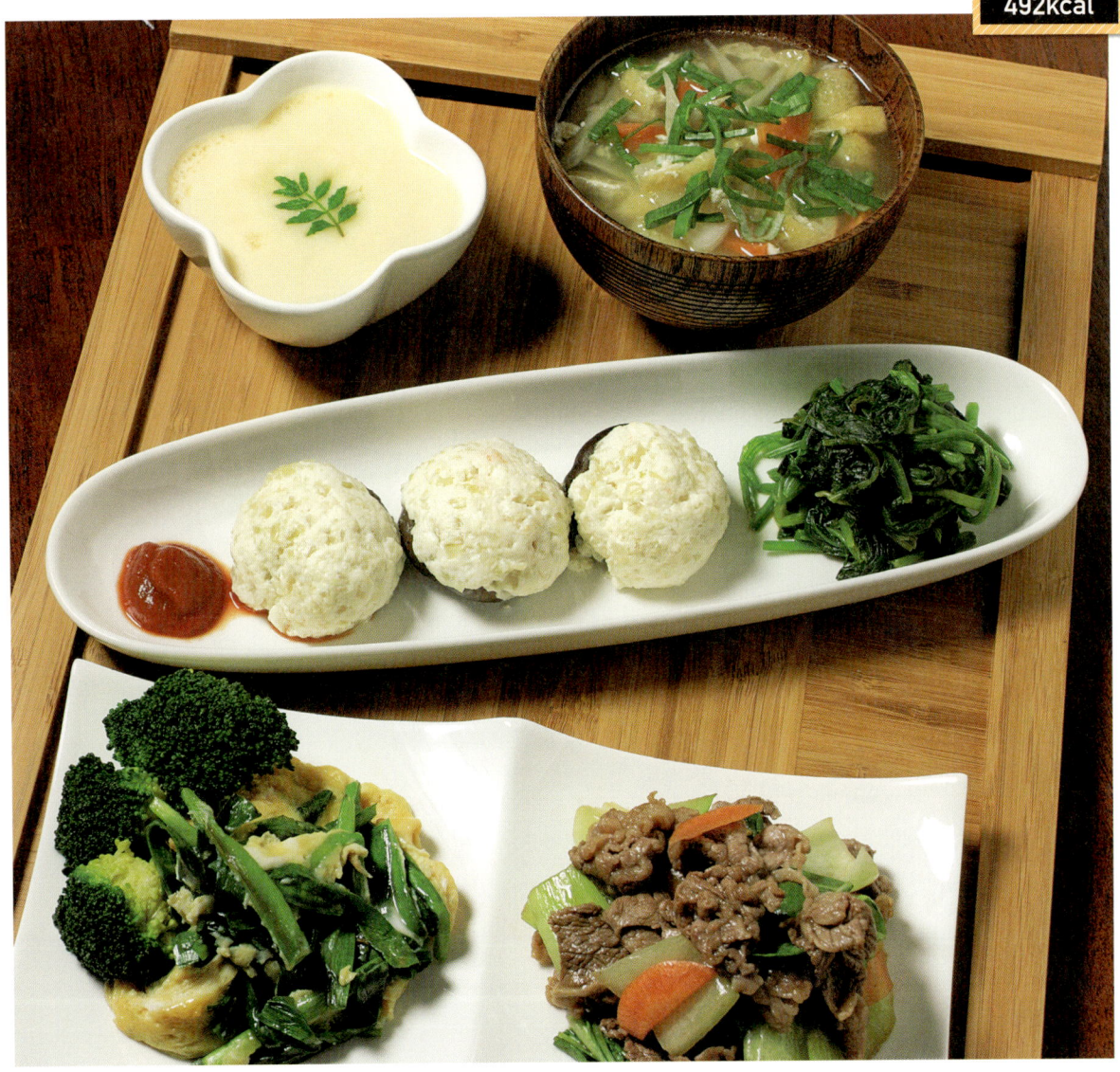

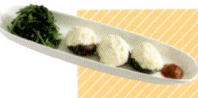

しいたけをしゅうまいの皮代わりにして、糖質オフ

Total 糖質 12.9g / 492kcal

カニしいたけシュウマイ
糖質 5.7g / 103kcal

材料（1人分）
- 生しいたけ……… 3枚
- たまねぎ………… 1/3個
- 絹豆腐…………… 1/3丁
- カニ（缶詰）…… 1/5缶
- しょうゆ（うすくち）… 小さじ1/6

〈ソース〉
- トマトピューレ…… 小さじ2
- しょうゆ（こいくち）… 小さじ1/6

〈ねりごま和え〉
- ほうれん草……… 60g
- 練りごま（白）…… 小さじ1/3
- しょうゆ（こいくち）… 小さじ1/3

作り方
1. 生しいたけは石づきを取る。
2. たまねぎはみじん切りにし、絹豆腐はゆでた後、重石をしてしっかり水切りする。
3. ボウルに②・カニ・しょうゆを入れてよく混ぜ合わせ、裏返した①に詰める。
4. 蒸気の上がった蒸し器に③を入れて蒸す。
5. トマトピューレ・しょうゆを混ぜてソースを作る。
6. ほうれん草は塩（分量外）を入れた熱湯でゆでて冷水に取り、水気をしぼり3cm長さに切る。
7. ボウルに練りごま・しょうゆを入れて混ぜ、⑥を入れて和える。
8. 器に④を盛り、⑤をかけて⑦を添える。

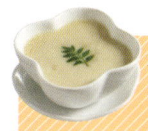

茶碗蒸し

糖質 0.6g / 106kcal

材料（1人分）
- 卵……………………½個
- カットわかめ………………1g
- 鶏むね肉………………10g
- あなご（素焼き）…………20g
- 木の芽…………………少々
- しょうゆ（うすくち）………小さじ1
- 塩………………………少々
- だし汁…………………90cc

作り方
1. カットわかめは水戻しして水気をしぼり、鶏むね肉は小さく切り、あなごは半分に切る。
2. ボウルに卵を割りほぐし、だし汁を加えてザルでこす。
3. ②にしょうゆ・塩を加えてよく混ぜる。
4. 器に①を入れ、③を注ぐ。
5. 蒸気の上がった蒸し器で④を蒸し、木の芽を飾る。

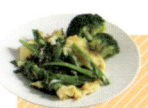

にら玉

糖質 1.1g / 99kcal

材料（1人分）
- にら……………………⅕束
- 卵………………………1個
- しょうゆ（うすくち）………小さじ⅓
- 油………………………少々

《付け合わせ》
- ブロッコリー……………⅙株
- しょうゆ（こいくち）………小さじ⅓

作り方
1. にらは5cm長さに切る。
2. ブロッコリーは小房に分け、塩（分量外）を入れた熱湯でゆでて冷水に取り、しょうゆ（こいくち）をかける。
3. フライパンを温めて油を敷き、①を炒めてしょうゆ（うすくち）を加える。
4. ③に溶き卵を回し入れ、火を止める。
5. 器に④を盛り、②を添える。

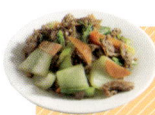

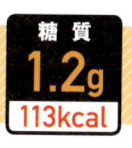

牛肉と野菜のソテー

糖質 1.2g / 113kcal

材料（1人分）
- 牛肉（肩・赤身）…………50g
- チンゲン菜………………½株強
- にんじん…………………0.5cm厚さ
- しょうゆ（こいくち）………小さじ½
- 油………………………少々

作り方
1. 牛肉はひと口大、チンゲン菜は3cm長さ、にんじんは短冊切りにする。
2. フライパンを温めて油を敷き、①を炒める。
3. ②にしょうゆを加えて味を調える。
4. 器に③を盛る。

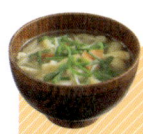

けんちん汁

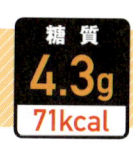

糖質 4.3g / 71kcal

材料（1人分）
- 絹豆腐……………………⅒丁
- ごぼう……………………20g
- 油揚げ……………………⅓枚
- 大根………………………1cm厚さ
- にんじん…………………1cm厚さ
- 葉ねぎ※…………………3g
- 油…………………………少々
- 塩…………………………少々
- しょうゆ（うすくち）………小さじ1
- だし汁……………………200cc

※白い部分が少なく、緑の部分が多いねぎ

作り方
1. 絹豆腐は重石をして水切りする。
2. ごぼうはささがき、油揚げは細切り、大根・にんじんはいちょう切りにする。
3. 葉ねぎは小口切りにする。
4. 鍋に油を敷いて②を炒め、①を崩しながら加えて炒める。
5. ④にだし汁を入れ、野菜がやわらかく煮えたら塩・しょうゆで味を調える。
6. 器に⑤を盛り、③を散らす。

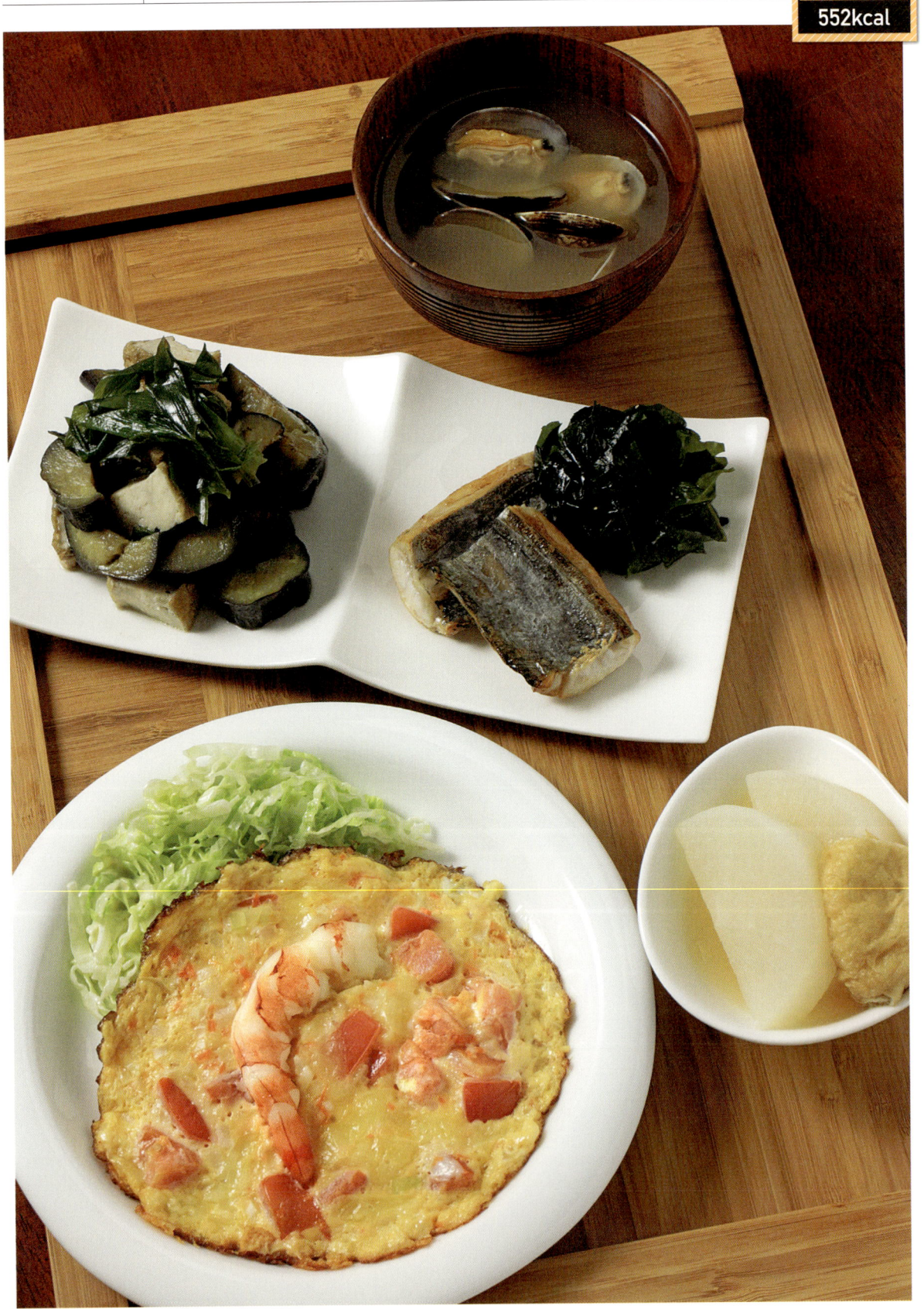

26日目 スペイン風オムレツ定食

オムレツもエビやチーズを加えて、ボリュームアップ

Total
糖質 **11.2g**
552kcal

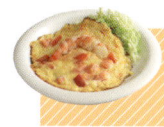

スペイン風オムレツ
糖質 3.6g / 213kcal

材料（1人分）
- 卵……………………1個
- たまねぎ……………1/10個
- にんじん……………0.5cm厚さ
- トマト………………1/5個
- エビ…………………1尾
- ピザチーズ…………10g
- 塩……………………少々
- バター………………少々

〈付け合わせ〉
- レタス………………2/3枚
- マヨネーズ…………小さじ2・1/2

作り方
1. たまねぎ・にんじんはみじん切り、トマトは角切りにする。
2. ボウルに卵を溶きほぐし、①・エビ・ピザチーズ・塩を入れてよく混ぜる。
3. フライパンを温めてバターを敷き、②を流し入れて焼く。
4. レタスは細切りにし、マヨネーズで和える。
5. 器に③を盛り、④を添える。

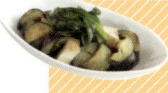

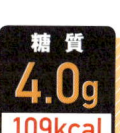

厚揚げとなすの炒め煮
糖質 4.0g / 109kcal

材料（1人分）
- なす…………………小1・1/2本
- 葉ねぎ※……………1/5本
- 厚揚げ………………50g
- 油……………………少々
- しょうゆ（うすくち）………小さじ2/3
- だし汁………………150cc

※白い部分が少なく、緑の部分が多いねぎ

作り方
1. なすは1cm幅の半月切り、葉ねぎは斜め切り、厚揚げは6等分する。
2. フライパンに油を敷き、①を炒める。
3. ②にだし汁・しょうゆを加えて煮る。
4. 器に③を盛る。

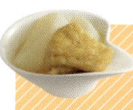

大根と油揚げの含め煮
糖質 2.3g / 42kcal

材料（1人分）
- 大根…………………3cm厚さ
- 油揚げ………………1/2枚
- しょうゆ（うすくち）………小さじ1/2
- だし汁………………200cc

作り方
1. 大根は2cm厚さの半月切りにし、面取りをして下ゆでする。
2. 油揚げは斜め半分に切る。
3. 鍋に①・②・しょうゆ・だし汁を入れて煮含める。
4. 器に③を盛る。

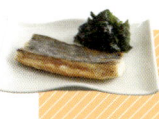

太刀魚照焼ナムル添え
糖質 0.7g / 178kcal

材料（1人分）
- 太刀魚…………60g
- しょうゆ（こいくち）‥小さじ1/2
- 油………………少々

〈付け合わせ〉
- カットわかめ……3g
- ごま油…………小さじ1/4
- しょうゆ（こいくち）‥小さじ1/3

作り方
1. 太刀魚にしょうゆを（小さじ1/2）塗る。
2. フライパンに油を敷き、①を焼く。
3. カットわかめは水戻しして水気を切る。
4. ボウルにごま油・しょうゆ（小さじ1/3）を入れて混ぜ合わせ、③を和える。
5. 器に②を盛り、④を添える。

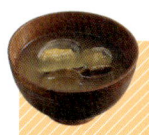

あさりの清汁
糖質 0.6g / 10kcal

材料（1人分）
- あさり………………60g
- 塩……………………少々
- しょうゆ（うすくち）………小さじ1
- だし汁………………160cc

作り方
1. あさりは洗い、塩水につけて砂抜きする。
2. 鍋に①・だし汁を入れてあさりの口が開くまで煮る。
3. ②に塩・しょうゆを入れ、味を調え、器に盛る。

27日目 刺身盛り定食

オリーブ油をプラスしてカルパッチョ風にしてもOK

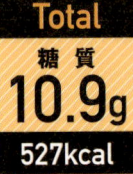

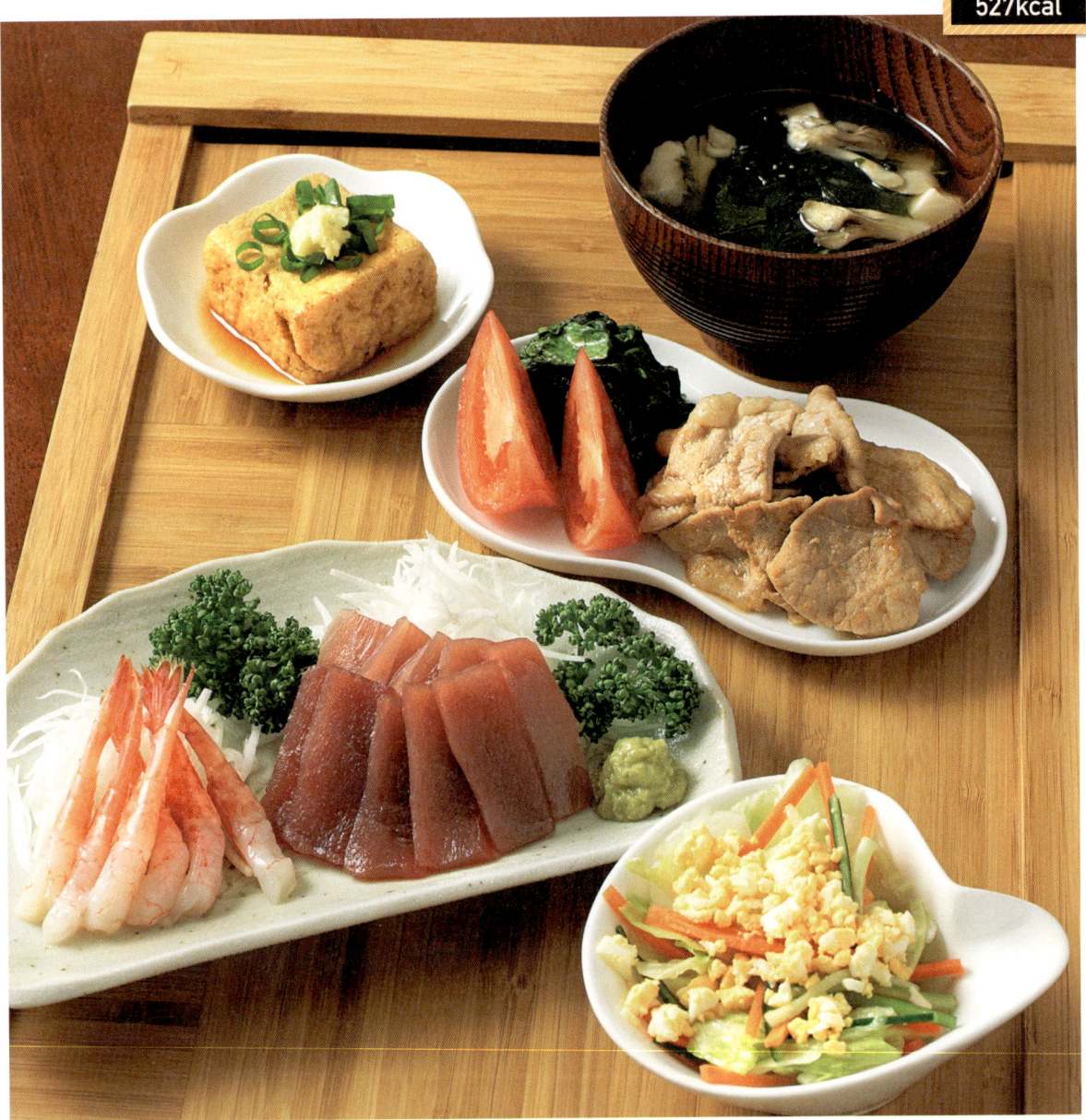

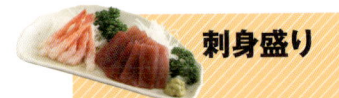

Total 糖質 10.9g　527kcal

刺身盛り

糖質 1.7g　86kcal

材料（1人分）
- マグロ……………………60g
- 甘エビ……………………15g
- 大根………………………1cm厚さ
- パセリ（生）………………少々
- 練りわさび………………少々
- しょうゆ（こいくち）………小さじ1弱

作り方
① 大根はせん切りにする。
② 器に①をのせ、マグロ・甘エビを盛りつけてパセリ・練りわさびを添える。
③ 別の器にしょうゆを入れる。

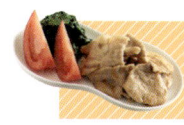

豚肉の生姜焼

糖質 2.8g / 98kcal

材料 (1人分)
- 豚もも肉……………………50g
- しょうが (すりおろし)………3g
- 酒……………………………小さじ1/5
- しょうゆ (こいくち)………小さじ1弱
- 油……………………………少々

〈付け合わせ〉
- トマト………………………1/2個
- ほうれん草…………………60g
- 塩……………………………少々

作り方
1. フライパンを温めて油を敷き、豚もも肉を炒める。
2. 豚もも肉に火が通ったら、おろししょうが・酒・しょうゆで味付けし、器に盛る。
3. トマトはくし切りにする。
4. ほうれん草は3cm長さに切り、フライパンで炒めて塩で味を調える。
5. ②の器に③・④を添える。

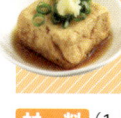

揚げだし豆腐

糖質 2.1g / 211kcal

材料 (1人分)
- 木綿豆腐……………………1/3丁
- おいしい大豆 (粉)…………大さじ1弱
- 葉ねぎ※……………………3g
- しょうが……………………1/2片
- しょうゆ (こいくち)………小さじ2/3
- だし汁………………………50cc
- 揚げ油………………………適量

※白い部分が少なく、緑の部分が多いねぎ

作り方
1. 木綿豆腐は重石をし、水切りする。
2. ①においしい大豆をまぶし、温めた揚げ油で揚げる。
3. 葉ねぎは小口切り、しょうがはすりおろす。
4. 鍋にしょうゆ・だし汁を入れて煮立てる。
5. 器に②を盛り、③をのせ、④をかける。

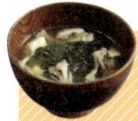

豆腐とまいたけの味噌汁

糖質 2.3g / 38kcal

材料 (1人分)
- まいたけ……………………1/10パック
- 絹豆腐………………………1/10丁
- カットわかめ………………1g
- みそ…………………………小さじ1・2/3
- だし汁………………………160cc

作り方
1. まいたけは小房に分け、絹豆腐はさいの目切りにする。
2. カットわかめは水戻しし、水気を切る。
3. 鍋に①・②・だし汁を入れて煮る。
4. ③にみそを溶き入れ、器に盛る。

ミモザサラダ

糖質 2.0g / 94kcal

材料 (1人分)
- レタス………………………1枚
- きゅうり……………………1/5本
- にんじん……………………1cm厚さ
- ゆで卵………………………1/6個
- 酢……………………………小さじ1
- 塩……………………………少々
- 油……………………………小さじ1

作り方
1. レタスは小さくちぎり、きゅうり・にんじんはせん切りにする。
2. ゆで卵は黄身と白身に分け、それぞれ裏ごしする。
3. ボウルに酢・塩・油を入れて混ぜ合わせ、ドレッシングを作る。
4. 器に①を盛り、③をかける。
5. ④に②を散らす。

28日目 鶏のエスニック照焼定食

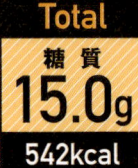

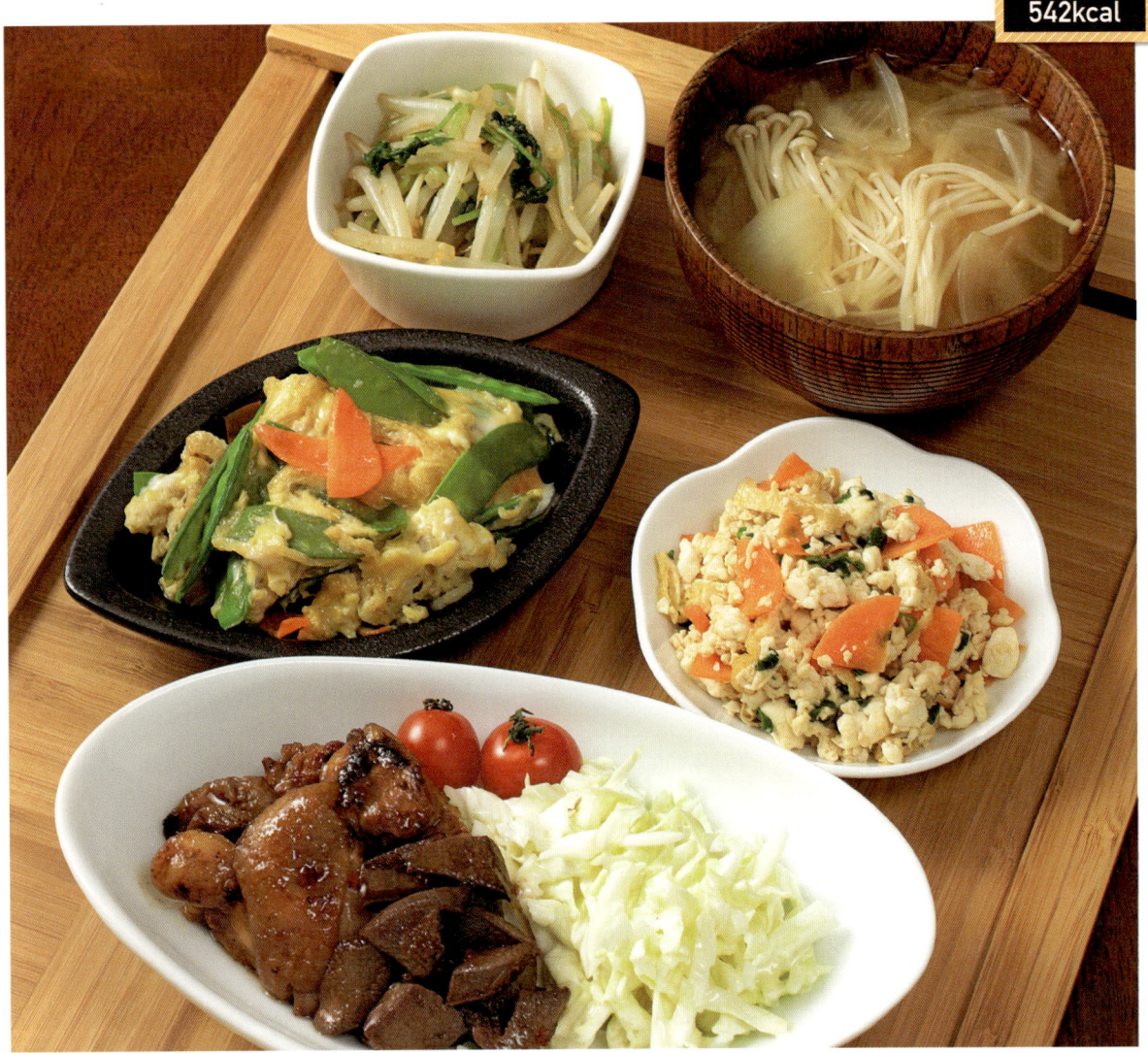

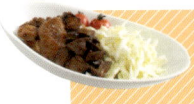

鶏肉も、味付け次第でいつもとは違う料理に

Total 糖質 15.0g / 542kcal

鶏のエスニック風照焼

糖質 3.8g / 310kcal

材料（1人分）
- 鶏もも肉……………60g
- レバー………………30g
- 酒……………………小さじ1/5
- 練り辛子……………少々
- しょうゆ（こいくち）………小さじ1弱
- トウバンジャン……………少々

〈付け合わせ〉
- キャベツ……………2/3枚
- ミニトマト…………2個
- マヨネーズ…………大さじ1強

作り方
1. 鶏もも肉は切れ目を入れてひと口大に切り、レバーはそぎ切りにする。
2. 酒・練り辛子・しょうゆ・トウバンジャンを混ぜ合わせ、①を漬け込む。
3. テフロン加工のフライパンを温め、②を焼く。
4. キャベツは細切りにし、マヨネーズで和える。
5. 器に③を盛り、④・ミニトマトを添える。

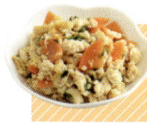

糖尿病・肥満を克服！ 高雄病院の1ヶ月間・日替わり「糖質制限」給食

炒り豆腐

糖質 3.0g / 86kcal

材料（1人分）
- 絹豆腐……………………1/3丁
- にんじん…………………1cm厚さ
- 葉ねぎ※…………………5g
- 油揚げ……………………1/4枚
- しょうゆ（こいくち）………小さじ2/3
- だし汁……………………50cc
- 油…………………………少々

※白い部分が少なく、緑の部分が多いねぎ

作り方
1. 絹豆腐に重石をし、水切りする。
2. にんじんは薄いいちょう切り、葉ねぎは小口切り、油揚げは細切りにする。
3. 鍋に油を敷いて②を炒め、①を崩しながら加えて炒める。
4. ③にしょうゆ・だし汁を入れて炒める。
5. 器に④を盛る。

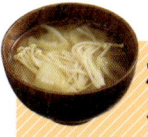

たまねぎとえのき茸の味噌汁

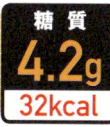

糖質 4.2g / 32kcal

材料（1人分）
- たまねぎ…………………1/2個
- えのき茸…………………1/10袋
- みそ………………………小さじ1・2/3
- だし汁……………………160cc

作り方
1. たまねぎは薄くスライスし、えのき茸は根元を切り落として半分に切る。
2. 鍋に①・だし汁を入れて、たまねぎがやわらかくなるまで煮る。
3. ②にみそを溶き入れ、器に盛る。

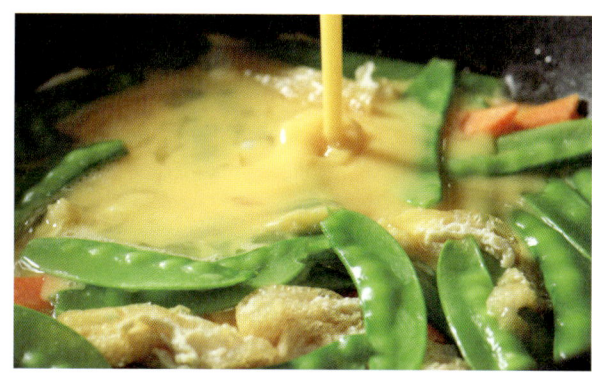

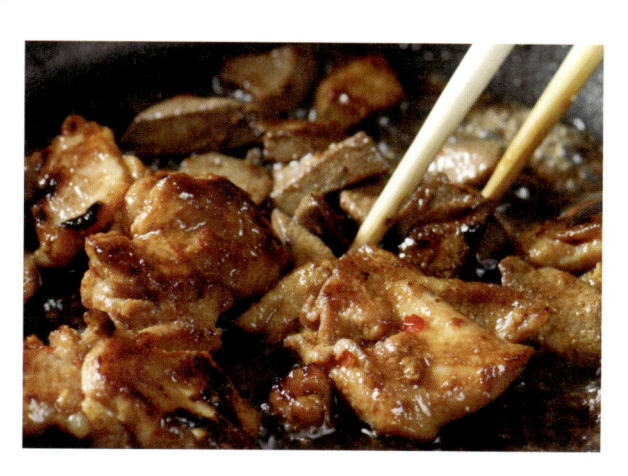

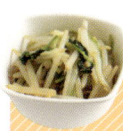

三つ葉ともやしのごま和え

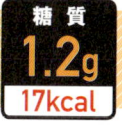

糖質 1.2g / 17kcal

材料（1人分）
- 三つ葉……………………10g
- もやし……………………1/3袋
- ごま（白）………………小さじ1/3
- しょうゆ（こいくち）………小さじ1/2

作り方
1. 三つ葉は塩（分量外）を入れた熱湯でゆでて冷水に取り、水気をしぼり3cm長さに切る。
2. 熱湯でもやしをゆでて冷水に取り、水気をしぼる。
3. すり鉢にごまを入れてすり、しょうゆを加えて混ぜる。
4. ③に①・②を入れて和える。
5. 器に④を盛る。

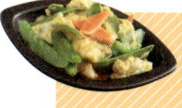

絹さやと油揚げの卵とじ

糖質 2.8g / 97kcal

材料（1人分）
- きぬさや…………………20枚
- 油揚げ……………………1/3枚
- にんじん…………………1cm厚さ
- 卵…………………………2/3個
- しょうゆ（うすくち）………小さじ2/3
- だし汁……………………100cc

作り方
1. きぬさやは筋を取り、油揚げは細切り、にんじんは短冊切りにする。
2. 鍋に①・しょうゆ・だし汁を入れてにんじんがやわらかくなるまで煮る。
3. ②に溶き卵を回し入れ、火を止める。
4. 器に③を盛る。

29日目 鶏肉ねぎソース定食

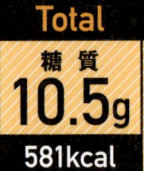

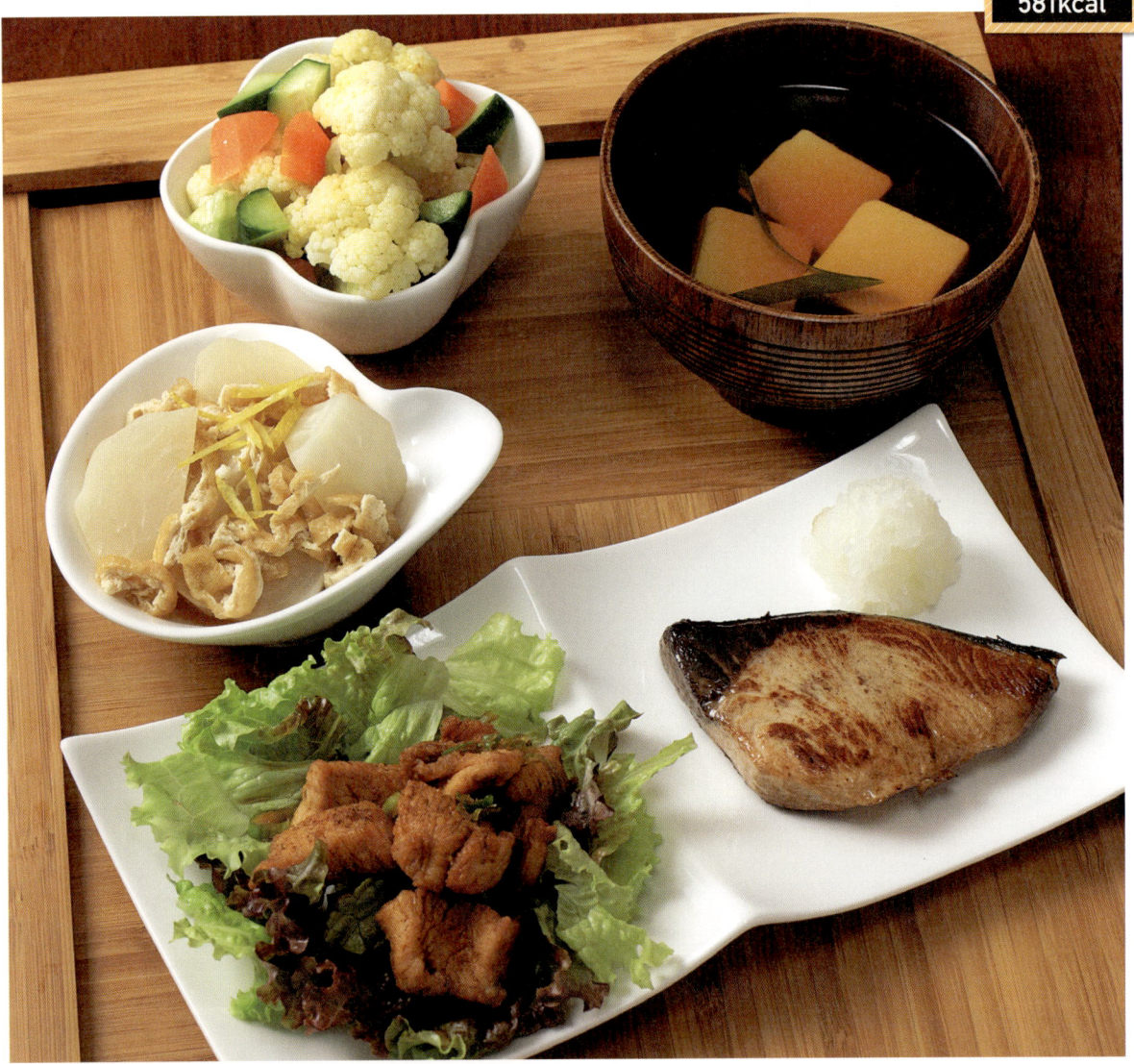

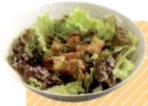

ねぎソースはいろんな料理に応用可能

Total
糖質 10.5g
581kcal

鶏肉ねぎソース

糖質 1.4g
276kcal

材料（1人分）
- 鶏むね肉……………………60g
- おいしい大豆（粉）…………小さじ1
- 葉ねぎ※……………………8g
- ごま油………………………小さじ¼
- 酒……………………………小さじ1弱
- しょうゆ（こいくち）………小さじ1弱
- 揚げ油………………………適量

※白い部分が少なく、緑の部分が多いねぎ

《付け合わせ》
- サニーレタス………………2枚

作り方
1. 鶏むね肉はひと口大に切る。
2. ①におしい大豆をまぶし、温めた揚げ油で揚げる。
3. 葉ねぎは小口切りにする。
4. ボウルに③・ごま油・酒・しょうゆを入れてよく混ぜ、②を入れて絡める。
5. サニーレタスはひと口大にちぎる。
6. 器に⑤を敷いて④を盛る。

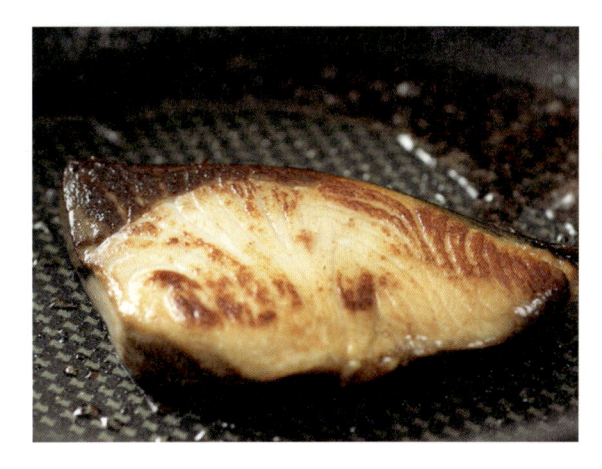

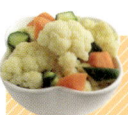

糖尿病・肥満を克服！ 高雄病院の1ヶ月間・日替わり「糖質制限」給食

ブリの照焼
糖質 1.5g　164kcal

材料（1人分）
- ブリ……………………60g
- しょうゆ（こいくち）………小さじ½
- 油………………………少々

〈付け合わせ〉
- 大根……………………1cm厚さ

作り方
1. ブリにしょうゆを塗る。
2. フライパンを温めて油を敷き、①を焼く。
3. 大根はすりおろす。
4. 器に②を盛り、③を添える。

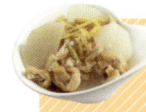

カレーサラダ
糖質 2.8g　62kcal

材料（1人分）
- カリフラワー……………⅙株
- にんじん…………………1cm厚さ
- きゅうり…………………⅓本
- 油…………………………小さじ1
- 酢…………………………小さじ1
- 塩…………………………少々
- カレー粉…………………少々

作り方
1. カリフラワーは小房に分け、にんじんは小さめの乱切りにし、熱湯でそれぞれゆでる。
2. きゅうりは小さめの乱切りにする。
3. ボウルに油・酢・塩・カレー粉を入れてよく混ぜ、①・②を和える。
4. 器に③を盛る。

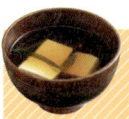

かぶらの含め煮
糖質 3.3g　47kcal

材料（1人分）
- かぶ………………………大1個
- 油揚げ……………………⅓枚
- ゆず皮……………………少々
- しょうゆ（こいくち）………小さじ½
- だし汁……………………200cc

作り方
1. かぶは6等分のくし切り、油揚げは細切りにする。
2. ゆず皮はせん切りにする。
3. 鍋に①・しょうゆ・だし汁を入れて煮る。
4. 器に③を盛り、②を散らす。

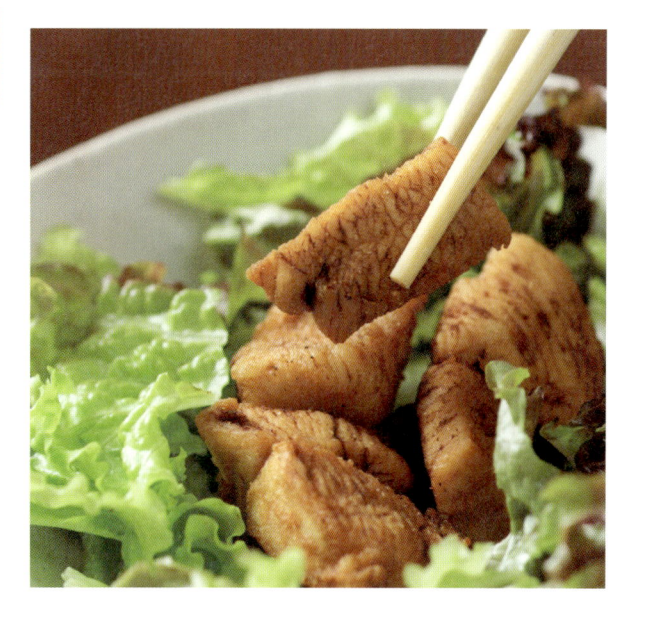

豆腐のお吸い物
糖質 1.5g　32kcal

材料（1人分）
- 絹豆腐……………………⅙丁
- 葉ねぎ※…………………5g
- 塩…………………………少々
- しょうゆ（こいくち）………小さじ1
- だし汁……………………160cc

※白い部分が少なく、緑の部分が多いねぎ

作り方
1. 絹豆腐は3等分にする。
2. 葉ねぎは斜め切りにする。
3. 鍋に①・だし汁を入れて煮て、塩・しょうゆで味を調える。
4. 器に③を盛り、②を散らす。

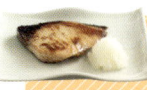

30日目 鯛の煮付け定食

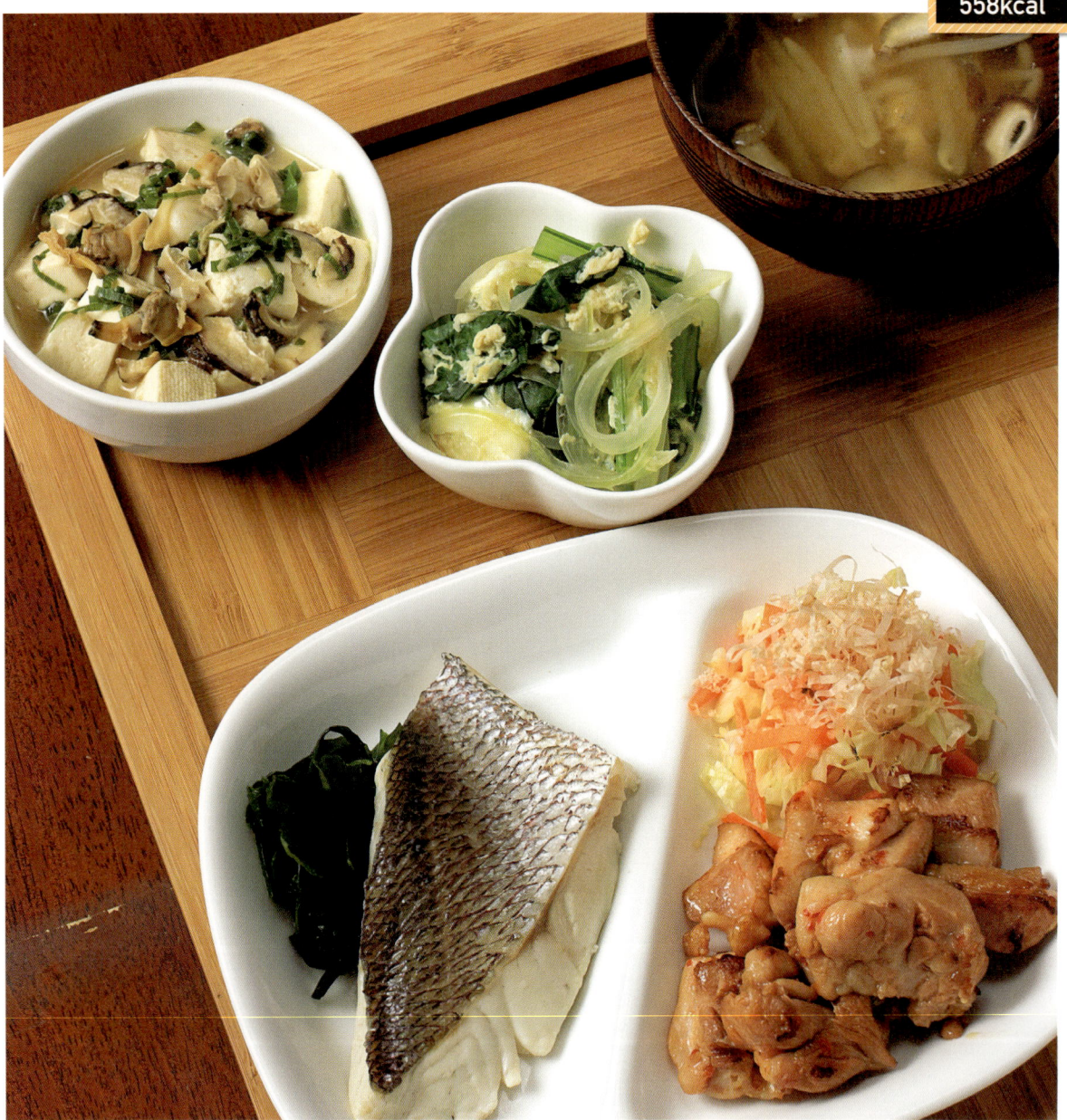

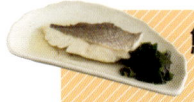

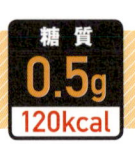

甘みが必要な時は、ラカントSかパルスイートカロリーゼロを

Total
糖質 **11.6g**
558kcal

鯛の煮付け
糖質 **0.5g** / 120kcal

材料（1人分）
- 鯛‥‥‥‥‥‥‥‥‥‥60g
- カットわかめ‥‥‥‥‥1g
- 酒‥‥‥‥‥‥‥‥‥‥小さじ1/5
- しょうゆ（こいくち）‥‥小さじ1/2
- だし汁‥‥‥‥‥‥‥‥200cc

作り方
1. カットわかめは水戻しし、水気を切る。
2. 鍋に酒・しょうゆ・だし汁を入れて煮立て、鯛を入れて煮る。
3. 鯛に火が通ったら、①を加えてひと煮立ちさせる。
4. 器に③を盛る。

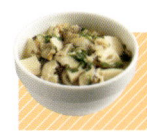

| 糖尿病・肥満を克服！ 高雄病院の1ヶ月間・日替わり「糖質制限」給食 |

あさり入り豆腐の炒め煮

糖質 3.3g / 144kcal

材料（1人分）
- 木綿豆腐……………………½丁
- あさり（むき身）……………20g
- 干ししいたけ………………1枚
- 葉ねぎ※……………………⅒本
- しょうが……………………½片
- しょうゆ（こいくち）………小さじ⅔
- だし汁………………………100cc
- 油……………………………少々

※白い部分が少なく、緑の部分が多いねぎ

作り方
1. 木綿豆腐はさいの目に切る。
2. 干ししいたけは水で戻し細切りにする。
3. しょうがはみじん切り、葉ねぎは小口切りにする。
4. フライパンを温めて油を敷き、③・あさりを加えて炒める。
5. ④に②・しょうゆ・だし汁を加えて煮る。
6. ①を熱湯でゆで、水気を切って⑤に入れて煮る。
7. 器に⑥を盛る。

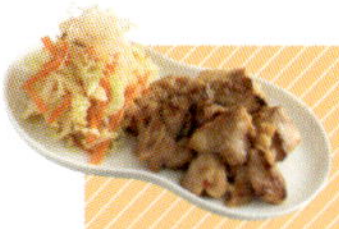

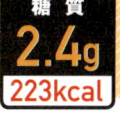

鶏肉の山賊焼き

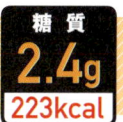

糖質 2.4g / 223kcal

材料（1人分）
- 鶏もも肉……………………80g
- トウバンジャン……………少々
- しょうゆ（こいくち）………小さじ½
- 油……………………………少々

〈付け合わせ〉
- キャベツ……………………⅔枚
- にんじん……………………1cm厚さ
- しょうゆ（こいくち）………小さじ½
- かつお節（糸削り）…………少々

作り方
1. 鶏もも肉はひと口大に切る。
2. ①にトウバンジャン・しょうゆをもみ込む。
3. フライパンを温めて油を敷き、②を焼く。
4. キャベツ・にんじんは細切りにし、熱湯でゆでて冷水に取り、水気をしぼる。
5. ④にしょうゆをかけ、かつお節をのせる。
6. 器に③を盛り、⑤を添える。

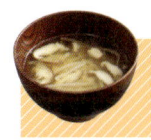

もやしとしいたけの味噌汁

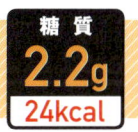

糖質 2.2g / 24kcal

材料（1人分）
- 生しいたけ…………………1枚
- もやし………………………⅙袋
- みそ…………………………小さじ1・⅔
- だし汁………………………160cc

作り方
1. 生しいたけは石づきを取り、スライスする。
2. 鍋に①・もやし・だし汁を入れて煮る。
3. ②にみそを溶き入れ、器に盛る。

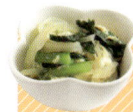

ほうれん草の卵とじ

糖質 3.2g / 47kcal

材料（1人分）
- ほうれん草…………………30g
- たまねぎ……………………⅕個
- 卵……………………………⅓個
- しょうゆ（うすくち）………小さじ⅔
- だし汁………………………150cc

作り方
1. ほうれん草は3cm長さに切り、たまねぎはスライスする。
2. 鍋にしょうゆ・だし汁をいれて煮立て、①を入れて煮る。
3. ②に溶き卵を回し入れ、火を止める。
4. 器に③を盛る。

31日目 魚介のバターソテー定食

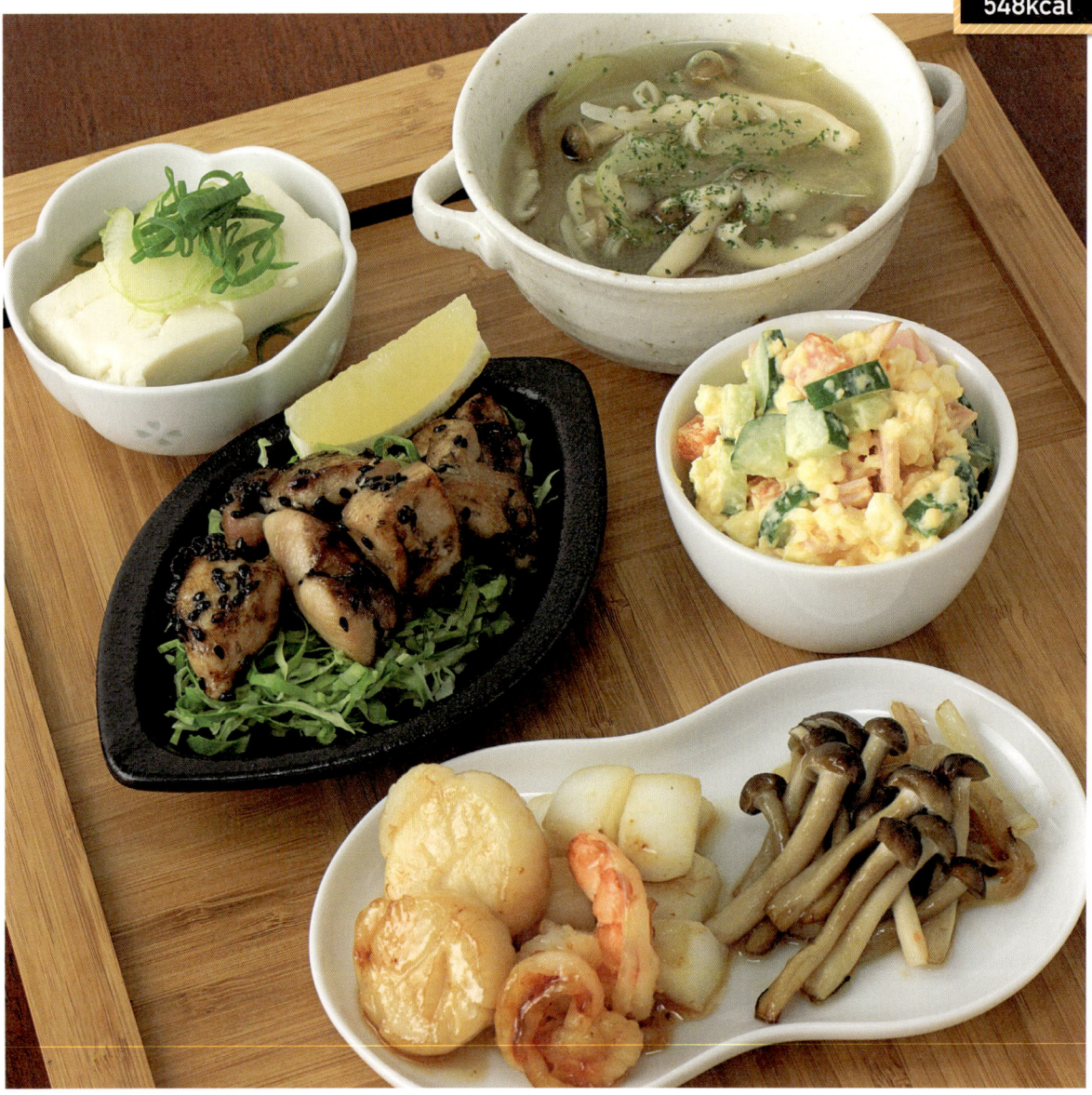

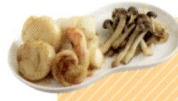

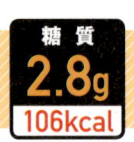

魚介の旨みをバターがうまく引き出して

Total 糖質 12.8g / 548kcal

魚介のバターソテー

糖質 2.8g / 106kcal

材料（1人分）
- ロールイカ……………50g
- むきエビ………………3尾
- ホタテ貝柱……………2個
- たまねぎ………………1/10個
- しめじ…………………1/4パック
- バター…………………小さじ1/2
- 塩………………………少々

作り方
1. ロールイカはひと口大に切る。
2. たまねぎはスライスし、しめじは根元を切り落としてほぐす。
3. フライパンを温めてバターを敷き、①・②・むきエビ・ホタテ貝柱を入れて炒める。
4. ③に塩を加えて味を調える。
5. 器に④を盛る。

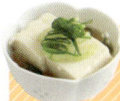

中華風煮奴

糖質 2.0g / 64kcal

材料（1人分）
- 絹豆腐……………………⅓丁
- セロリ……………………5g
- 葉ねぎ※…………………5g
- 中華だし顆粒……………小さじ⅓
- しょうゆ（うすくち）………小さじ⅙
- 水…………………………100cc

※白い部分が少なく、緑の部分が多いねぎ

作り方
1. 絹豆腐は半分に切る。
2. セロリは薄切り、葉ねぎは小口切りにする。
3. 鍋に①・中華だし顆粒・しょうゆ・水を入れて煮る。
4. 器に③を盛り、②を散らす。

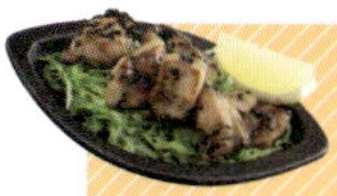

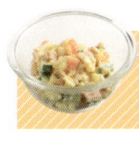

鶏肉ごま風味焼

糖質 2.0g / 173kcal

材料（1人分）
- 鶏もも肉…………………60g
- ごま（黒）…………………小さじ⅓
- 酒…………………………小さじ½強
- しょうゆ（こいくち）………小さじ1弱

〈付け合わせ〉
- キャベツ…………………⅓枚
- レモン（くし切り）…………1枚

作り方
1. 鶏もも肉はひと口大に切り、酒・しょうゆをもみ込み、ごまをまぶす。
2. テフロン加工のフライパンを温めて、①を焼く。
3. キャベツはせん切りにする。
4. 器に②を盛り、③・レモンを添える。

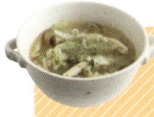

卵サラダ

糖質 1.7g / 174kcal

材料（1人分）
- ゆで卵……………………1個
- きゅうり…………………⅕本
- ロースハム………………½枚
- にんじん…………………1cm厚さ
- マヨネーズ………………小さじ2・½
- 塩…………………………少々

作り方
1. ゆで卵は細かく刻み、きゅうりは縦4等分して5mm厚さに切り、ロースハムは5mm角に切る。
2. にんじんは5mm角に切り、熱湯でゆでる。
3. ボウルに①・②・マヨネーズ・塩を入れて和える。
4. 器に③を盛る。

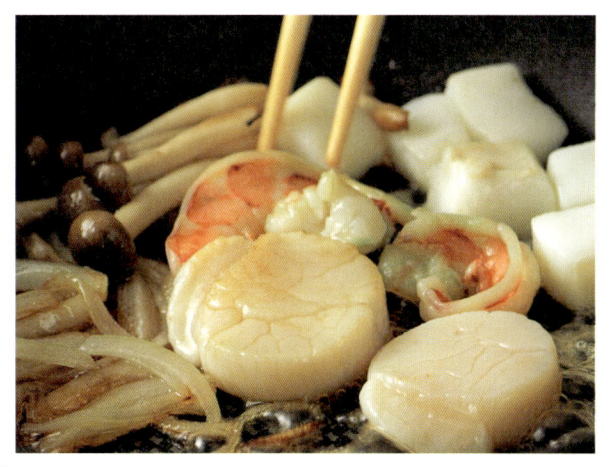

きのこたっぷりコンソメスープ

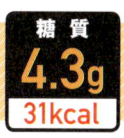

糖質 4.3g / 31kcal

材料（1人分）
- たまねぎ…………………⅕個
- しめじ……………………10g
- えのき茸…………………10g
- 生しいたけ………………1枚
- パセリ（乾燥）……………少々
- バター……………………小さじ¼
- コンソメ…………………小さじ⅓
- 塩…………………………少々
- しょうゆ（うすくち）………少々
- 水…………………………160cc

作り方
1. たまねぎはスライス、しめじは根元を切り落としてほぐし、えのき茸は根元を切り落として半分に切り、生しいたけは石づきをとりスライスする。
2. 鍋にバターを敷き、①を炒める。
3. ②にコンソメ・塩・しょうゆ・水を入れて煮る。
4. 器に③を盛り、パセリを散らす。

お取り寄せできる
糖質制限食品&スイーツ

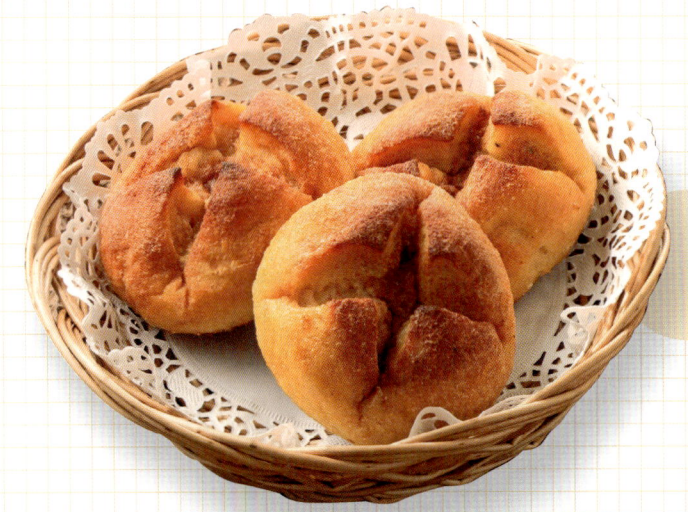

■大豆シナモンパン
香り高いシナモンと発酵バターの風味がたまらないローカーボな大豆パン。カロリー0の天然甘味料エリスリトールで、大幅に糖質を制限。
- 3個入（1個あたり糖質2.3g、132kcal）。780円。

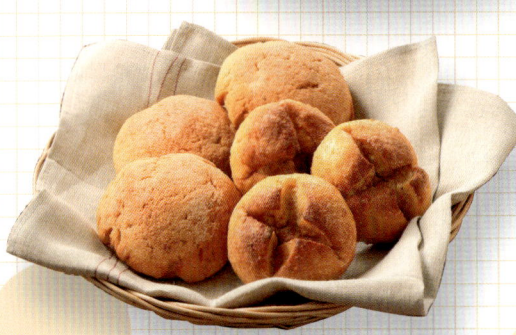

■メロンパン・シナモンパンセット
糖質の低い大豆を主原料として作り、メロンパンは1個あたり糖質4.7g、272kcal。シナモンパンは1個あたり糖質2.3g、132kcal。
- 各3個ずつが入ったお徳なセット。1800円。

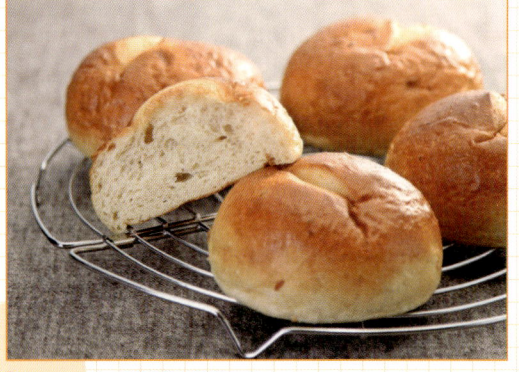

■おいしい糖質制限パン
クセのない味わいで、そのまま食べても、具材をはさんでもOK。
- 5個入（1個あたり糖質1.7g、58.3kcal）。1050円。

■砂糖未使用シュクリーベ
味わいは、ミルク、ダーク、ホワイト、緑茶ミルク、ほうじ茶ホワイト、アーモンドミルク、アーモンドダーク、オレンジミルクの8種類。
- 1粒（4g）あたり糖質1.17g〜、21kcal〜。1袋（10粒入）525円。

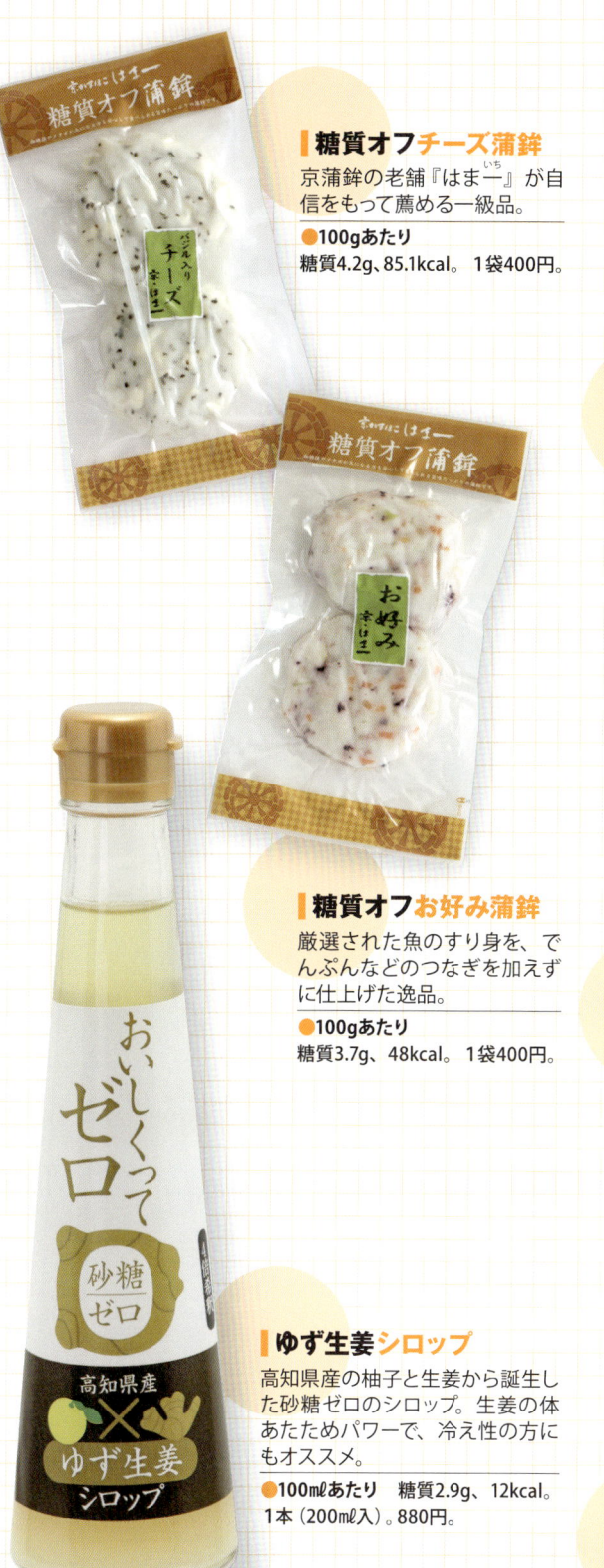

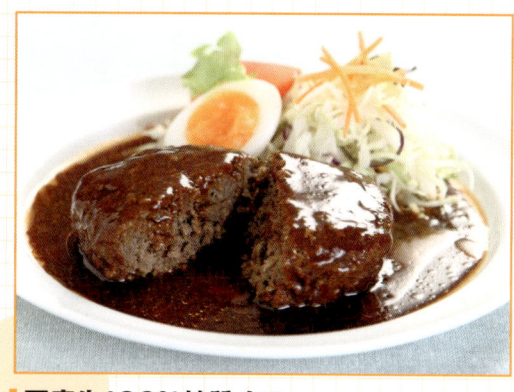

糖尿病・肥満を克服！ 高雄病院の1ヶ月間・日替わり「糖質制限食」給食

■ 糖質オフチーズ蒲鉾
京蒲鉾の老舗『はま一』が自信をもって薦める一級品。
- 100gあたり
糖質4.2g、85.1kcal。 1袋400円。

■ 国産牛100％糖質オフ デミグラスソースの煮込みハンバーグ
糖質を上げるパン粉不使用。お肉屋さんが選び抜いた国産黒毛和牛100％を、本格直火焼き製法で丁寧に焼き上げた極上の味わい。
- 1袋あたり 糖質8.9g、636kcal。 980円。

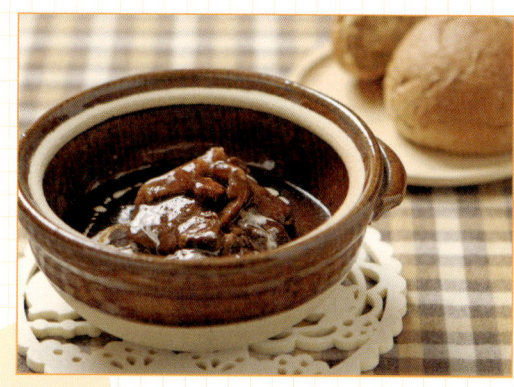

■ 糖質オフお好み蒲鉾
厳選された魚のすり身を、でんぷんなどのつなぎを加えずに仕上げた逸品。
- 100gあたり
糖質3.7g、48kcal。 1袋400円。

■ 国産牛100％糖質オフビーフシチュー
小麦粉は一切使用せず、国産黒毛和牛100％で肉本来のうまみと糖質オフを徹底的に追求。
- 1袋あたり 糖質9.2g、238kcal。1050円。

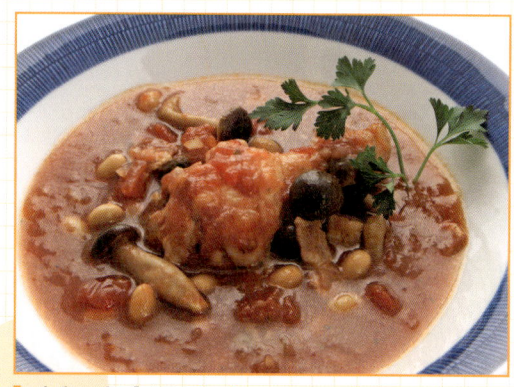

■ ゆず生姜シロップ
高知県産の柚子と生姜から誕生した砂糖ゼロのシロップ。生姜の体あたためパワーで、冷え性の方にもオススメ。
- 100mlあたり 糖質2.9g、12kcal。
1本（200ml入）。880円。

■ チキンと大豆のミネストローネ
トマトスープをベースに、丸ごとチキンと大豆でボリューム満点！レトルトとは思えない本格的な味わい。
- 1袋あたり 糖質7.7g、190kcal。5袋セット1838円。

注文先一覧 ➡ 【糖質制限.com】http://www.toushitsuseigen.com/

※それぞれの注文はインターネットで

Column
糖質制限を無理なく続ける外食法

コンビニの上手な活用と「円満に糖質を断る」方法

サラリーマンの昼食はどうしても外食しがちです。しかしオフィス街のランチメニューは定食など、主食系がメインなので、結構困ります。そんなときお奨めなのが、コンビニなどの活用です。例えば、おでんなら大根、卵、豆腐、こんにゃく、すじ肉、つみれなどがあります。コンビニに並んでいるツナサラダ、チキンサラダ、豚シャブサラダ、ゆで卵、ソーセージ、冷奴、納豆などもいいです。最近はホテルなどで、安いランチバイキングが流行っていて、糖質の少ない食材を自由に選べるので重宝です。和食と中華は砂糖を使った料理が多いので要注意ですが、居酒屋ならOKです。フレンチやイタリアンは砂糖を使わないので、ケーキやパンやパスタなど小麦製品をやめればOKです。旅行中にレストランで食事するときなど「デンプンや砂糖が合わない体質なのでよろしく」と言います。この一言でたいていのシェフが糖質制限食に対応してもらえるので便利です。食物アレルギーと勘違いかもですが。

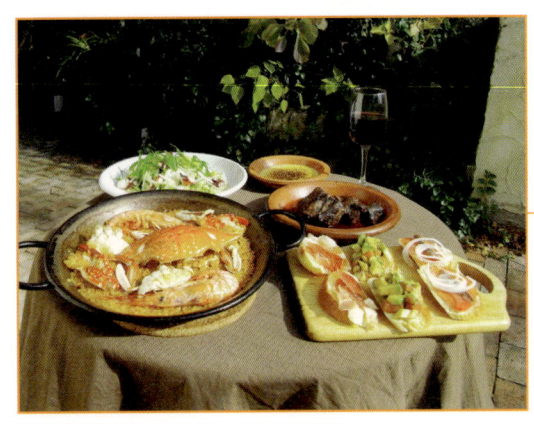

糖質制限メニューのあるレストラン

『café jardin (ハルディン)』

高雄病院から車ですぐの場所にある『cafe Jardin (ハルディン)』では、糖質制限に対応したメニューのほか、写真のようなコース料理も堪能することができる（前日までに要予約）。

電話	075-464-8850
住所	〒616-8242 京都市右京区鳴滝本町77
営業時間	11時〜21時（L.O.20時30分）
定休日	火曜日（祝日の場合は翌日休）、第3月曜日（祝日の場合は翌水曜休）※その他臨時休業あり

『糖質制限コース』4000円〜
サラダ／糖質制限パエリア／牛テール赤ワイン煮込み／生ハム、アボカド、アンチョビの低糖質パンピンチョス／デザート（写真はクレマタカラーナ）
※内容はその日によって、多少異なりますのでご相談ください。

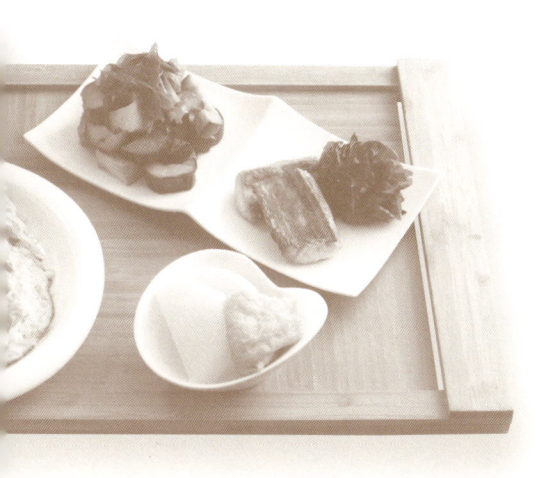

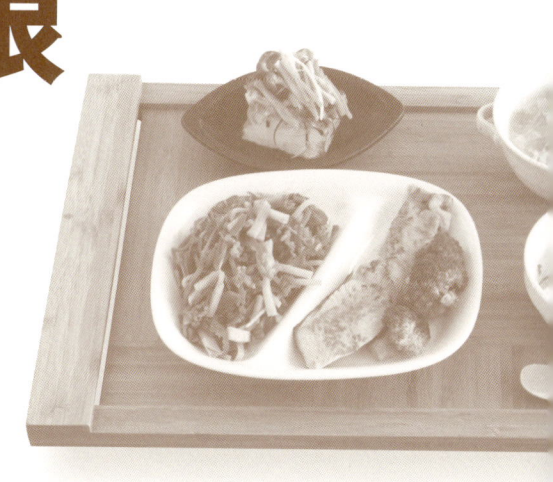

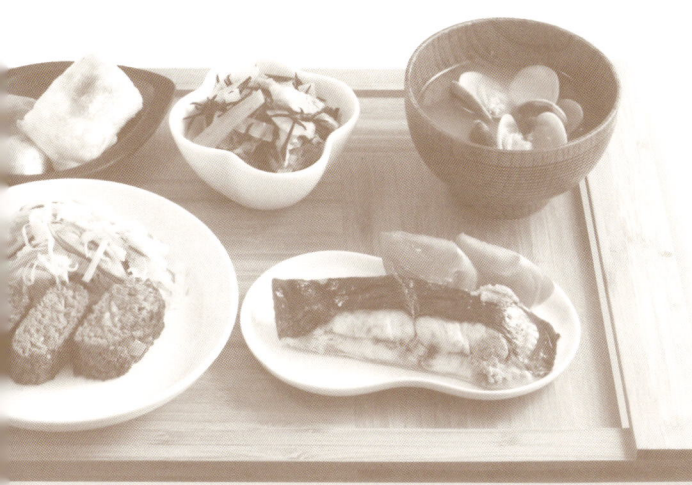

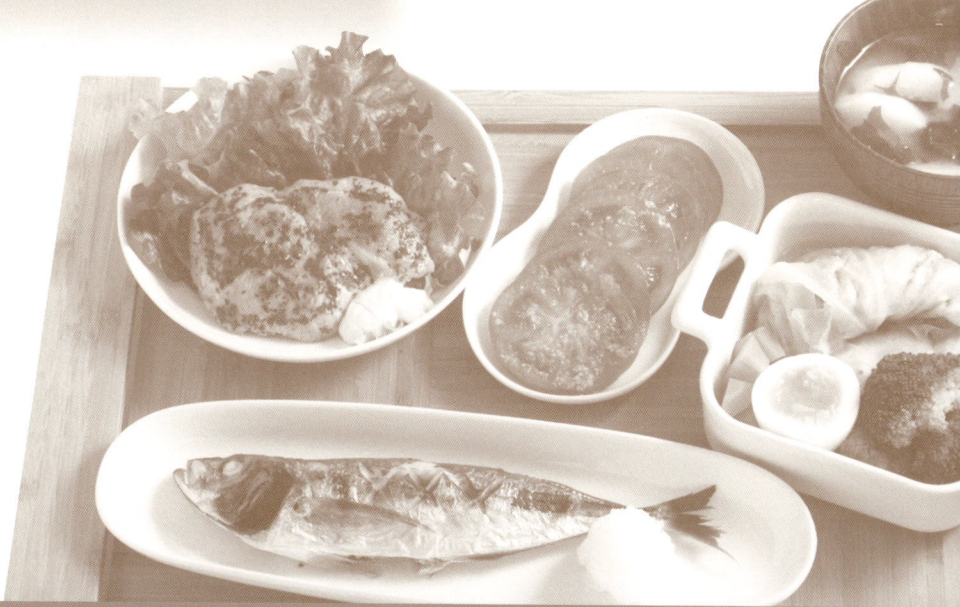

覚えておきたい！糖質制限トピックス

Topics

高雄病院と江部康二の食事療法の道のり

Takao Hospital

玄米魚菜食から糖質制限食とテーラーメードダイエットへ

先にも説明しましたように、高雄病院では現在糖尿人には糖質制限食、アトピー患者さんには玄米魚菜食といった形で、食事療法を指導しています。ここにいたるまでの高雄病院食事療法変遷の歴史的経過を、述べたいと思います。

まず私は、1974年京都大学医学部を卒業し、医師となり、京都大学胸部疾患研究所で研修を始めました。5年間の臨床経験を通じて自分なりに西洋医学の素晴らしさ・長所も納得していきましたが、一方で限界も見えてきました。

当時世間の漢方に対する評価も高まりつつある中、私の兄は既に高雄病院で漢方を勉強していました。漢方治療を実地で学ぶため、1978年4月に、大学病院をやめて高雄病院で働くことにしました。漢方治療を学びながら、1984年から玄米魚菜食と絶食療法を高雄病院に導入し、食事療法の実践・指導を行っていきました。さらに、1999年から糖質制限食を導入。2001年から私も糖質制限食と絶食療法の指導を行い、テーラーメードダイエットも推奨しています。私は食事療法をしっかり行うことで、健康を取り戻すことを基本と考えています。もちろん単身赴任のサラリーマンや下宿生活の学生など食生活が偏る場合はサプリメントが必要なこともあると思いますが。糖質制限食開始初期に、時にこむら返りが生じることがあり、カルシウムの補充が有効なことがあります。これらを踏まえてテーラーメードダイエットの枠組みの中で、できるだけ食事療法単独で健康増進を目指したいというのが、私の基本スタンスです。勿論「食事療法＋西洋薬＋漢方薬」は必要に応じてありです。

ブドウ糖スパイクとブドウ糖ミニスパイク

空腹時血糖値と食後血糖値の差が大きいことを「ブドウ糖スパイク」といいます。糖尿人が糖質を摂取すればブドウ糖スパイクは100～200mg/dlとなり、リアルタイムに血管内皮に悪影響を与え、将来の動脈硬化や心筋梗塞のリスクとなります。正常の人でも白いパンや白米など精製された炭水化物を食べると、60～70mgのブドウ糖ミニスパイクを生じて代謝が乱れます。ミニスパイクの度にインスリンが大量に追加分泌される事態は、救急車の出動に等しいととらえるのが正確と思います。

このブドウ糖ミニスパイクとインスリン追加分泌を30年、40年毎日頻回に繰り返すことが、生活習慣病の根本要因と私は考えています。未精製の穀物である玄米なら、正常の人だと20～40mgしか血糖を上昇させず、ブドウ糖ミニスパイクを生じません。高雄病院では、1984年から玄米魚菜食を食事療法の基本として『高雄病院食生活十箇条』を提唱してきました。しかし、残念ながら糖尿病になってしまったら、私自身でも明らかなように、玄米でも100～200のブドウ糖スパイクを起こしてしまうので、糖質制限食が必要となるのです。糖質制限食なら、食前・食後血糖値の差は正常人ではほとんどなくなり、糖尿人でもごく少なくなります。

『高雄病院食生活十箇条』
～アレルギー疾患の治療や生活習慣病予防に～

①主食は未精製の穀物（玄米、全粒粉のパンなど）を運動量に応じて適量
②白パン・白砂糖など精製炭水化物の摂取は極力減らす
③発酵食品（味噌、漬け物、納豆など）をきちんと食べる
④液体でカロリーを摂らない（飲みものは水、番茶、麦茶、ほうじ茶など）
⑤魚介類はしっかり食べ、肉類は適量を摂る
⑥季節の野菜や海藻はしっかり食べ、旬の果物も適量摂る
⑦オリーブ油や魚油（EPA、DHA）など身体に良い油脂は積極的に摂る
⑧牛乳は減らし、チーズやプレーンヨーグルトは適量摂る
⑨できる限り化学合成添加物の入っていない安全な食品を選ぶ
⑩食事は楽しく、ゆっくり、よくかんで

糖質制限食が有効な病気・症状・数値

糖質制限食で気になる数値が改善

糖質制限食を実践すれば、血糖値や中性脂肪、コレステロール値など、さまざまな数値が改善します。とくにスーパー糖質制限食だと速やかに効果が見られます。ただ、これらの検査データは、はっきり一定の傾向が出るものと、そうでないものがありますので、まずはその変化を示しておきます。

① 血糖値はリアルタイムに改善します。
② スーパー糖質制限食なら、HbA1cは月に1～2％改善します。
③ 中性脂肪も速やかに改善します。
④ HDL（善玉）コレステロールは増加しますが、増加の程度と速度に個人差があります。
⑤ LDL（悪玉）コレステロールは低下・不変・上昇と個人差があります。上昇した人も半年～1年くらいで落ち着くことが多いですが、個人差があります。
⑥ 総コレステロールは、低下・不変・上昇と個人差があります。上昇した人も半年～1年くらいで落ち着くことが多いですが、個人差があります。
⑦ 尿酸も低下・不変・上昇と個人差があります。上昇した人も半年～1年くらいで落ち着くことが多いですが、個人差があります。
⑧ 尿素窒素はやや増加傾向になる人が多いですが、そのうち落ちつくことが多いです。
⑨ クレアチニンは不変です。
⑩ カリウムも不変です。
⑪ 血中ケトン体は基準値より高値となりますが、生理的なもので心配ありません。
⑫ 尿中ケトン体は当初3カ月～半年は陽性になりますが、その後陰性になります。
⑬ 脂肪肝に付随するGPTやγGTP値も改善します。

Epilogue_01 糖質制限食が有効な病気・症状・数値

実証された糖質制限食の効果とさらなる可能性

当初は糖尿病の治療食として始めた糖質制限食ですが、検査データからも明らかなように、さまざまな病気や症状が良くなる可能性があります。

厚生労働省は2011年7月、重点的に取り組むべき5大疾病として今までの4大疾病に精神疾患を追加して「がん、脳卒中、心臓病、糖尿病、精神疾患」をあげました。がんに関しては糖質制限食で高インスリン血症や高血糖といった発がんリスクが改善するので一定期待できます。脳梗塞や心筋梗塞は糖質制限食で血液サラサラになるのでおおいに予防が期待できます。勿論糖尿病は速やかに改善します。精神疾患ですが、軽いうつ病やうつ状態は糖質制限食で改善された人が複数おられますが、個人差があります。ちょっとした気分変調やいらいら落ち込みはブドウ糖ミニスパイクと関係していることもあり、気分の安定が得られることが多いようです。双極性障害や統合失調症は糖質制限食単独での症状改善は困難と思います。現時点で症例も豊富で顕著な

改善が認められるのは、糖尿病・肥満・メタボリックシンドローム・脂肪肝です。逆流性食道炎と尋常性乾癬は、症例数はまだそれほど多くないのですが、やはり劇的に改善します。逆流性食道炎は開始直後から改善し、尋常性乾癬は1〜3カ月くらいで目に見えて効果がみられます。変わったところでは片頭痛が即改善した例が複数あります。また、糖質制限食の実践によって全身の血流・代謝がよくなるので、自然治癒力そのものが高まると考えられます。結果として、いま述べた以外のさまざまな病気・症状についても改善した方々が大勢おられます。糖質制限食は人類本来の食生活であり、人類の健康食なので、これらの改善は当たり前といえば当たり前です。花粉症・アトピー性皮膚炎・高血圧・尋常性痤瘡・多嚢胞性卵巣症候群（PCOS）・ダンピング症候群・低血糖など、さまざまな生活習慣病の改善・予防効果が期待できます。個人差はありますが、乾燥肌が美肌になったり、髪の毛がしっかり太くなったりと、美容効果が出る人も少なくありません。そして、まだ仮説の段階ではありますが、肺がんや大腸がんや乳がんなどの欧米型がん・動脈硬化・アルツハイマー・老化防止などの効果が期待できます。

Epilogue 02 糖質制限食のがん予防効果

イヌイットとがんと糖質制限食

乳がんといった欧米型のがんが増加していきます。糖質制限食という視点から見ると、イヌイットが伝統的食生活（スーパー糖質制限食）を守っていた頃は、少なくとも欧米型のがんはほとんど見られませんでした。すなわち、糖質を摂取するようになってから、欧米型のがんが増えたのです。1993年、カナダのマッギル大学の先住民栄養環境研究センターの調査によれば、イヌイットの若者は、ハンバーガー、ピザ、ポテトチップス、コーラ、ガム、チョコレートを好み、摂取カロリーの大半がこれら糖質を大量に含むジャンクフードでした。今やイヌイット社会において、肺がん・大腸がん・乳がん・糖尿病・肥満すべて、欧米より増加してしまいました。この中で肺がんが元凶です。イヌイットの歴史を振り返れば、肺がん以外の欧米型のがんに関しては、「スーパー糖質制限食によるがん予防」がおおいに期待できそうです。

イヌイットの食生活の歴史も織り交ぜながら、イヌイットのがんの変遷を見てみましょう。

まず、20世紀初頭までは、生肉・生魚が主食という伝統的食生活が守られており、がんはかなり少なかったようです。この頃までは約4000年間、小麦など穀物は皆無で、糖質はほとんど摂らない食生活をしていたわけです。まさに民族をあげてスーパー糖質制限食を実践していたわけです。その後、1910年代から欧米人との交流が徐々に盛んになり、1920年代になり、バノックと呼ばれる無発酵パンが日常食として定着していきました。しかし1950年頃までは欧米型のがんはまれでした。小麦を食べ始めて約30〜40年が経過した1950年代以降は、大腸がん・

糖質制限でがん細胞を兵糧攻めに？

がん細胞はブドウ糖を正常細胞の数倍も消費し、野放しの成長を続けていきます。がんの早期発見法として注目されている「PET検査」は、がん細胞が正常細胞に比べて多くのブドウ糖を取り込む性質を利用しています。がん細胞がエネルギー源として大量のブドウ糖を利用していることは、間違いありません。しかしがん細胞はブドウ糖しかエネルギー源に利用できないのです。その理由として、がん細胞のミトコンドリアは、酵素に不備があり正常細胞のようにケトン体や脂肪酸を利用できないのです。ミトコンドリアは細胞内にあるエネルギー生産装置です。そうすると、「糖質制限食ならがん細胞を兵糧攻めにできるのではないか？」という発想が生まれます。たしかに糖質をどんどん摂取して、ブドウ糖ミニスパイクを頻繁に起こして、がん細胞にブドウ糖をどんどん供給するよりは、糖質制限食のほうがブドウ糖の供給を減らすことはできそうです。しかし残念なことに、がん細胞はその表面に糖輸送体を多く獲得していることが多いのです。糖輸送体というのは、細胞のブドウ糖取り込み装置です。がん細胞は、脳や赤血球と同様、その表面に糖輸送体を持っているので、他の筋肉細胞や体細胞に比べて優先的にブドウ糖を取り込むことができるのです。これが、がん細胞が正常細胞の数倍ものブドウ糖を取り込める理由でもあります。したがって、糖質制限食を実践しても、がんを撲滅することはなかなかできないと思います。しかし、普通に糖質を摂取して血糖値を上昇させるよりは、糖質制限食なら食後血糖値の上昇は少ないので、進行が少しは遅くなるという期待はあります。また、糖質制限食によってすべての代謝が安定するので、免疫系に自然治癒力が高まり、がんの進行を遅らせる方向に働いてくれる可能性もあります。さらに、スーパー糖質制限食実践で基準値より高値となるケトン体に悪性細胞（腫瘍）成長阻害作用があるとの論文報告があります。またケトン食（総摂取カロリーの75〜80％が脂質）という小児難治性てんかん治療食があります。このケトン食で悪性の脳腫瘍が縮小したという1995年米国の報告があります。まだ研究課題ですが、ケトン体は素晴らしいパワーを秘めているようです。

食材の糖質量リスト

〈高雄病院提供〉

主な食品の日ごろ食べる1食当たり（＝可食常用量）の糖質量と、熱量（カロリー）をリストにしました。
（備考欄の「小」は小さじ、「大」は大さじ、「C」はカップです。）

食品名	常用量(g)	糖質量(g)	熱量(kcal)	目安	100g当り糖質量	備考
▶ 米・ご飯						
玄米	170	120.4	595	炊飯器用カップ1	70.8	
精白米	170	130.2	605	炊飯器用カップ1	76.6	
胚芽精米	170	125.8	602	炊飯器用カップ1	74.0	
玄米ごはん	150	51.3	248	1膳	34.2	
精白米ごはん	150	55.2	252	1膳	36.8	
胚芽米ごはん	150	53.4	251	1膳	35.6	
全粥（精白米）	220	34.3	156	1膳	15.6	
五分粥（精白米）	220	17.2	79	1膳	7.8	
重湯（精白米）	200	9.4	42	1膳	4.7	
玄米全粥	220	32.1	154	1膳	14.6	
もち	50	24.8	118	切り餅1個	49.5	
赤飯	120	48.8	227	茶碗1杯	40.7	
きりたんぽ	90	41.2	189	1本	45.8	
▶ パン・麺						
ビーフン	70	55.3	264	1人分	79.0	
食パン	60	26.6	158	6枚切1枚	44.4	1斤＝約360g～400g
フランスパン	30	16.4	84	1切れ	54.8	1本＝250g
ライ麦パン	30	14.1	79	厚さ1cm1枚	47.1	ライ麦50%
ぶどうパン	60	29.3	161	1個	48.9	
ロールパン	30	14.0	95	1個	46.6	バターロール
クロワッサン	30	12.6	134	1個	42.1	
イングリッシュマフィン	60	23.8	137	1個	39.6	
ナン	80	36.5	210	1個	45.6	
うどん（ゆで）	250	52.0	263	1玉	20.8	
そうめん	50	35.1	178	1束	70.2	
中華めん（生）	130	69.7	365	1玉	53.6	ゆでて230g
中華めん（蒸し）	170	62.1	337	1玉	36.5	
そば（ゆで）	170	40.8	224	1玉	24.0	小麦粉65%
マカロニ（乾）	10	7.0	38	サラダ1食分	69.5	
スパゲティ（乾）	80	55.6	302	1人分	69.5	
▶ 粉・粉製品						
ぎょうざの皮	6	3.3	17	1枚	54.8	
しゅうまいの皮	3	1.7	9	1枚	56.7	
コーンフレーク	25	20.3	95	1人分	81.2	
そば粉	50	32.7	181		65.3	1C=120g
小麦粉（薄力粉）	9	6.6	33	大匙1	73.4	小1=3g・1C=110g
生麩	7	1.8	11	手まり麩1個	25.7	
麩	5	2.7	19	小町麩12個	53.2	
パン粉（乾）	3	1.8	11	フライ用衣	59.4	小1=1・大1=3・1C=40g
上新粉	3	2.3	11	小1	77.9	大1=9・1C=130g
白玉粉	9	7.2	33	大匙1	79.5	1C=120g
道明寺粉	12	9.6	45	大匙1	79.7	1C=160g
▶ いも・でんぷん類						
きくいも	50	6.6	18		13.1	
こんにゃく	50	0.1	3	おでん1食分	0.1	1丁約250g
さつまいも	60	17.5	79	1/3～1/4個	29.2	廃棄10%　1個＝約250g

食品名	常用量(g)	糖質量(g)	熱量(kcal)	目安	100g当り糖質量	備考
里芋	50	5.4	29	中1個約60g	10.8	廃棄15%
じゃが芋	60	9.8	46	½個	16.3	廃棄10% 1個＝約130g～150g
フライドポテト	50	14.7	119		29.3	
長芋	50	6.5	33	1/9個	12.9	廃棄10%　1本＝500g
やまといも	50	12.3	62		24.6	廃棄10%
じねんじょ	50	12.4	61		24.7	廃棄20%
くず粉	20	17.1	69		85.6	1C＝120g
片栗粉（じゃが芋でん粉）	3	2.4	10	小1＝3g	81.6	大1＝9g・1C＝130g
コーンスターチ	2	1.7	7	小1＝2g	86.3	大1＝6g・1C＝100g
くずきり（乾）	15	13.0	53	鍋1食分	86.8	
緑豆春雨	10	8.1	35	和え物1食分	80.9	
春雨	10	8.3	34	和え物1食分	83.1	

▶ 豆・大豆製品

食品名	常用量(g)	糖質量(g)	熱量(kcal)	目安	100g当り糖質量	備考
小豆（乾）	10	4.1	34		40.9	1C＝160g
いんげんまめ（乾）	10	3.9	33		38.5	1C＝160g
えんどう（ゆで）	30	5.3	44		17.5	1C＝130g
そらまめ（乾）	20	9.3	70		46.6	
大豆（乾）	10	1.1	42	38個	11.1	1C＝150g 黒豆を含む
大豆（ゆで）	50	1.4	90		2.7	
きな粉（脱皮大豆）	5	0.8	22	大1＝5g	16.1	小1＝2g
木綿豆腐	135	1.6	97	½丁	1.2	1丁＝270g
絹ごし豆腐	135	2.3	76	½丁	1.7	1丁＝270g
焼豆腐	50	0.3	44	⅓～⅕丁	0.5	1丁＝150～250g
生揚げ（厚揚げ）	135	0.3	203	大1個	0.2	
油揚げ	30	0.4	116	1枚	1.4	
がんもどき	95	0.2	217	1個	0.2	
高野豆腐	20	0.8	106	1個	3.9	
糸引き納豆	50	2.7	100	1パック	5.4	
挽きわり納豆	50	2.3	97	1パック	4.6	
おから	40	0.9	44	卯の花1人分	2.3	
無調整豆乳	210	6.1	97	1本	2.9	1C＝210g
生湯葉	30	1.0	69		3.3	
干し湯葉	5	0.3	26	汁物1人分	5.6	干しゆば1枚＝5g
テンペ	20	1.0	40	1/5枚分	5.2	1枚

▶ 種実類

食品名	常用量(g)	糖質量(g)	熱量(kcal)	目安	100g当り糖質量	備考
アーモンド（乾）	50	4.7	299	35粒	9.3	10粒＝約15g
アーモンド（フライ、味付）	50	5.2	303	35粒	10.4	10粒＝約15g
カシューナッツ（フライ、味付）	30	6.0	173	20粒	20.0	10粒＝約15g
かぼちゃ（いり、味付）	50	2.4	287		4.7	
ぎんなん（生）	15	5.5	28	10粒	36.7	廃棄25%　殻付き2g
ぎんなん（ゆで）	10	3.2	17		32.3	
くり（生）	20	6.5	33	1個	32.7	廃棄30% 殻付き1個＝約30g
くるみ（いり）	6	0.3	40	1個	4.2	1個＝約6g
ココナッツミルク	50	1.3	75	¼C	2.6	
ごま（乾）	3	0.2	17	小1	7.6	小1＝3g・大1＝9g・1C＝120g
ごま（いり）	3	0.2	18	小1	5.9	
ピスタチオ（いり、味付）	40	4.7	246	40粒	11.7	廃棄45% 殻付き1個＝2g
ひまわり（フライ、味付）	40	4.1	244		10.3	
ヘーゼルナッツ（フライ、味付）	40	2.6	274		6.5	
マカダミアナッツ（いり、味付）	50	3.0	360		6.0	
まつ（いり）	40	0.5	276		1.2	小1＝3g
らっかせい（いり）	40	5.0	234	30粒	12.4	廃棄27%　殻付き1個＝2g
バターピーナッツ	40	4.5	237	40粒	11.3	
ピーナッツバター	17	2.4	109		14.4	大1＝17g

▶ 野菜類

食品名	常用量(g)	糖質量(g)	熱量(kcal)	目安	100g当り糖質量	備考
あさつき	5	0.1	2	薬味1人分	2.3	5本＝15g
あしたば	10	0.1	3	1茎	1.1	
グリーンアスパラ	30	0.6	7	太1本	2.1	
ホワイトアスパラ（水煮缶詰）	15	0.4	3	1本	2.6	
さやいんげん（三度豆）	50	1.4	12	お浸し1食分	2.7	
うど	20	0.6	4	吸い物1食分	2.9	廃棄35%　中1本＝約200g
えだまめ	50	1.9	68	1食分	3.8	廃棄45%　さや付き90g
さやえんどう（きぬさや）	20	0.9	7	付け合わせ	4.5	廃棄9%　1さや＝3g
スナップえんどう	50	3.7	22	付け合わせ	7.4	1本＝10g
グリンピース（えんどう豆生）	5	0.4	5	10粒	7.6	
おかひじき	60	0.5	10	1食分	0.9	みるな
オクラ	20	0.3	6	2本	1.6	廃棄15%　1本＝15g
かぶ　葉	80	0.8	16	3株分	1.0	廃棄30%　1株＝40g
かぶ　根	50	1.6	10	小1個分	3.1	廃棄9%　中1個＝60g
西洋かぼちゃ	50	8.6	46	5cm角1個	17.1	廃棄10%　1個＝1〜1.5kg
からしな	35	0.4	9	1株＝35g	1.0	葉がらし
カリフラワー	80	1.8	22	サラダ1食分	2.3	廃棄50%　1個＝350〜500g
干ぴょう（乾）	3	1.1	8		37.8	巻き寿司1本分
キャベツ	50	1.7	12	中葉1枚	3.4	廃棄15%　中1個＝約1kg
きゅうり	50	1.0	7	½本	1.9	中1本＝100g
くわい	20	4.8	25	1個	24.2	廃棄20%
ごぼう	60	5.8	39	⅓本	9.7	廃棄10%　中1本＝200g
小松菜	80	0.4	11	お浸し1人分	0.5	廃棄15%
ししとうがらし	4	0.1	1	1本	2.1	廃棄10%
しそ	1	0.0	0	1枚	0.2	青しそ・赤しそ
春菊	15	0.1	3	1本	0.7	
じゅんさい（水煮びん詰）	5	0.0	0	吸い物1人分	0.0	
しょうが	20	0.9	6	1かけら	4.5	廃棄20%　1個＝25g
しょうが甘酢漬け	5	0.5	3	付け合せ	10.5	
しろうり	110	2.3	17	½個	2.1	廃棄25%　中1個＝約300g
ずいき	80	2.0	13	煮物1食分	2.5	廃棄30%　1本＝50g
ズッキーニ	100	1.5	14	½本	1.5	1本210g
せり	15	0.1	3	1株	0.8	廃棄30%　1株＝20g
セロリー	50	0.9	8	½本	1.7	廃棄35%　1本＝150g
ゆでぜんまい	50	0.3	11	煮物1食分	0.6	
そらまめ（未熟豆）	20	2.6	22	1さや分	12.9	廃棄25%　1さや＝30g
かいわれ大根	5	0.1	1	1食分	1.4	
大根葉	30	0.4	8		1.3	廃棄20%　葉のみ40g
大根	100	2.7	18	煮物1食分	2.7	廃棄10%　中1本＝800g〜1kg
切干大根	10	4.7	28	煮物1食分	46.8	
ゆでたけのこ	50	1.1	15	煮物1食分	2.2	
たまねぎ	100	7.2	37	煮物1食分	7.2	中1個＝200g
たらのめ	30	0.0	8	4個	0.1	廃棄30%　1個＝10g
チンゲンサイ	100	0.8	9	1株	0.8	廃棄15%　1株120g
冬瓜	100	2.5	16	煮物1食分	2.5	廃棄30%　1個＝約2〜3kg
とうもろこし	90	12.4	83	½本	13.8	廃棄50%　1本＝350g
トマト	150	5.6	29	中1個	3.7	
ミニトマト	10	0.6	3	1個	5.8	
トマト（ホール缶）	100	3.1	20		3.1	固形量
トマトジュース	180	5.9	31	コップ1杯	3.3	
なす	80	2.3	18	煮物1食分	2.9	廃棄10%　1本＝90g
なばな（菜の花）	50	0.8	17	和え物1食分	1.6	
にがうり	60	0.8	10	½本	1.3	廃棄15%　1本＝130g
にら	100	1.3	21	1束	1.3	
にんじん	30	1.9	11	煮物1食分	6.4	中1本＝150g

糖質制限トピックス　食材の糖質量リスト

食品名	常用量(g)	糖質量(g)	熱量(kcal)	目安	100g当り糖質量	備考
金時にんじん	30	1.7	13	煮物1食分	5.7	中1本=150g
にんにく	7	1.4	9	1かけ	20.6	廃棄8%　1個=55g
にんにくの芽	50	3.4	23	½束	6.8	
白ねぎ	50	2.5	14	煮物1食分	5.0	廃棄40%　1本=150g　白葱
葉ねぎ	5	0.2	2	薬味1食分	4.1	
はくさい	100	1.9	14	葉中1枚	1.9	
パセリ	3	0.0	1	みじん切大さじ1	1.4	廃棄10%　1本=5g
ピーマン	25	0.7	6	1個	2.8	廃棄15%　1個=30g
赤ピーマン	70	3.9	21	½個	5.6	廃棄10%　1個=150g
黄ピーマン	70	3.7	19	½個	5.3	廃棄10%　1個=150g
ふき	40	0.7	4	1本	1.7	廃棄40%　1本=60g
ブロッコリー	50	0.4	17	付け合せ1食分	0.8	廃棄50%　1株300g
ほうれん草	80	0.2	16	お浸し1食分	0.3	廃棄10%
みつば	5	0.1	1	5本	1.2	1本=1g
みょうが	10	0.1	1	1個	0.5	
もやし	40	0.5	6	付け合せ1食分	1.3	
だいずもやし	40	0.0	15	付け合せ1食分	0.0	
モロヘイヤ	60	0.2	23	お浸し1食分	0.4	
ゆりね	10	2.3	13	1かけら	22.9	廃棄10%　1個=70g
レタス	20	0.3	2	付け合せ1食分	1.7	
サラダ菜	10	0.0	1	大1枚	0.4	廃棄10%
サニーレタス	20	0.2	3	1枚	1.2	
れんこん	30	4.1	20	煮物1食分	13.5	廃棄20%　1節250g
わけぎ	50	2.3	15	ぬた1食分	4.6	1本=10g
わらび	50	0.2	11	煮物1食分	0.4	1本=10～15g

▶ 漬物

食品名	常用量(g)	糖質量(g)	熱量(kcal)	目安	100g当り糖質量	備考
梅干	10	1.9	10	1個	18.6	
ザーサイ（漬物）	10	0.0	2	小皿1皿	0.0	
たくあん	20	2.3	13	2切れ	11.7	
守口漬	20	8.2	37	2切れ	41.0	
べったら漬	20	2.4	11	2切れ	12.2	
たかな漬	20	0.4	7	小皿1皿	1.8	
野沢菜漬	20	0.5	5	小皿1皿	2.3	
キムチ	20	1.0	9	小皿1皿	5.2	

▶ くだもの類

食品名	常用量(g)	糖質量(g)	熱量(kcal)	目安	100g当り糖質量	備考
アボガド	80	0.7	150	½個	0.9	廃棄30%　1個=230g
いちご	75	5.3	26	5粒	7.1	1粒=15g
いちじく	50	6.2	27	1個	12.4	廃棄15%　1個=60g
いよかん	60	6.4	28	⅓個	10.7	廃棄40%　1個=約300g
うんしゅうみかん	70	7.8	32	1個	11.0	廃棄20%　1個=90g
ネーブル	65	7.0	30	½個	10.8	廃棄35%　1個=200g
柿	100	14.3	60	½個	14.3	廃棄9%　1個=220g
かぼす果汁	5	0.4	1	小匙1杯	8.4	大1=15g
キウイフルーツ	120	13.2	64	1個	11.0	廃棄15%　1個=150g
きんかん	10	1.3	7	1個	12.9	
グレープフルーツ	160	14.4	61	½個	9.0	廃棄30%　1個=450g
さくらんぼ国産	60	8.4	36	10個	14.0	廃棄10%　1個=7g
すいか	180	16.6	67	1/16個	9.2	廃棄40%　1個=約5kg
すだち果汁	5	0.3	1	小匙1杯	6.5	大1=15g
梨	120	12.5	52	中½個	10.4	廃棄15%　1個=280g
西洋梨	120	15.0	65	中½個	12.5	廃棄15%　1個=280g
なつみかん	190	16.7	76	中1個	8.8	廃棄45%　1個=350g
パインアップル	180	21.4	92	⅙個	11.9	廃棄45%　1個=2kg
はっさく	130	13.0	59	中½個	10.0	廃棄35%　1個=400g

食品名	常用量(g)	糖質量(g)	熱量(kcal)	目安	100g当り糖質量	備考
バナナ	100	21.4	86	1本	21.4	廃棄40%　1本＝160g
パパイア	115	8.4	44	中½個	7.3	廃棄35%　1個＝350g
びわ	30	2.7	12	1個	9.0	廃棄30%　1個＝45g
ぶどう	45	6.8	27	½房	15.2	廃棄15%　1房＝110g
メロン	100	9.8	42	¼個	9.9	廃棄50%　1個＝約800g
もも	170	15.1	68	1個	8.9	廃棄15%　1個＝200g
ゆず果汁	5	0.3	1	小匙1杯	6.6	大1＝15g
ライチー	30	4.7	19	1個	15.5	廃棄30%　1個＝40g
ライム果汁	5	0.5	1	小匙1杯	9.1	大1＝15g
りんご	100	13.1	54	½個	13.1	廃棄15%　1個＝250g
レモン	60	4.6	32	½個	7.6	1個＝120g
レモン果汁	5	0.4	1	小匙1杯	8.6	大1＝15g

▶ きのこ類

食品名	常用量(g)	糖質量(g)	熱量(kcal)	目安	100g当り糖質量	備考
えのき	20	0.7	4	汁物1食分	3.7	
きくらげ（乾）	1	0.1	2	1個	13.7	
生しいたけ	14	0.2	3	1枚	1.4	1個＝15g
干ししいたけ	3	0.7	5	1枚	22.4	
しめじ	20	0.2	3	汁物1食分	1.1	
なめこ	10	0.2	2	汁物1食分	1.9	
エリンギ	20	0.6	5	1本	3.1	
ひらたけ	10	0.4	2	1枚	3.6	
まいたけ	20	0.0	3	汁物1食分	0.0	
マッシュルーム	15	0.0	2	1個	0.0	
マッシュルーム水煮缶詰	10	0.0	1	1個	0.1	
まつたけ	30	1.1	7	中1本	3.5	

▶ 海藻類

食品名	常用量(g)	糖質量(g)	熱量(kcal)	目安	100g当り糖質量	備考
あらめ	10	0.8	14	煮物1食分	8.2	
焼きのり	3	0.2	6	1枚	8.3	
味付けのり	3	0.5	5	1束	16.6	
ひじき	10	1.3	14	煮物1食分	12.9	
カットわかめ	2	0.1	3	酢の物1食分	6.2	
わかめ（生）	20	0.4	3	酢の物1食分	2.0	
刻み昆布	3	0.2	3	煮物1食分	16.6	
とろろこんぶ	2	0.4	2	1食分	22.0	
ところてん	50	0.0	1	1食分	0.0	
角寒天	7	0.0	11	1本	0.0	
めかぶ	50	0.0	6	1食分	0.0	
もずく	50	0.0	2	1食分	0.0	

▶ 乳製品

食品名	常用量(g)	糖質量(g)	熱量(kcal)	目安	100g当り糖質量	備考
牛乳	210	10.1	141	1本	4.8	小1＝5g・大1＝15g・1C＝210g
低脂肪乳	210	11.6	97	1本	5.5	小1＝5g・大1＝15g・1C＝210g
生クリーム（乳脂肪）	100	3.1	433	½パック	3.1	
生クリーム（植物性脂肪）	100	2.9	392		2.9	
コーヒーホワイトナー（液状）	5	0.1	12	1個	5.5	植物性脂肪
コーヒーホワイトナー（粉状）	6	3.2	34	大1	60.1	植物性脂肪
ヨーグルト全脂無糖	100	4.9	62	1食分	4.9	
プロセスチーズ	20	0.3	68	角チーズ厚さ1cm	1.3	
カテージチーズ	15	0.3	16	大1	1.9	
カマンベールチーズ	20	0.2	62	1切れ	0.9	
クリームチーズ	20	0.5	69	1切れ	2.3	

糖質制限トピックス　食材の糖質量リスト

食品名	常用量 (g)	糖質量 (g)	熱量 (kcal)	目安	100g当り糖質量	備考
▶ 調味料						
ウスターソース	6	1.6	7	小1	26.3	大1=18g
中濃ソース	6	1.8	8	小1	29.8	大1=18g
濃厚ソース	6	1.8	8	小1	29.9	大1=18g
トウバンジャン	10	0.4	6	大½	3.6	
濃口しょうゆ	6	0.6	4	小1	10.1	大1=18g
淡口しょうゆ	6	0.5	3	小1	7.8	大1=18g
たまりしょうゆ	6	1.0	7	小1	15.9	大1=18g
固形コンソメ	5	2.1	12	1食分使用量	41.8	
顆粒風味調味料	2	0.6	4	小½杯	31.1	小1=4g
めんつゆストレート	100	8.7	44	1食分	8.7	
かき油（オイスターソース）	6	1.1	6	小1	18.1	小=6g・大1=18g
トマトピューレ	5	0.4	2	小1	8.1	大1=15g
トマトペースト	5	0.9	4	小1	17.3	大1=15g
ケチャップ	5	1.3	6	小1	25.6	大1=15g
ノンオイル和風ドレッシング	15	2.4	12	大1	15.9	小1=5g
フレンチドレッシング	15	0.9	61	大1	5.9	小1=5g
サウザンアイランドドレッシング	15	1.3	62	大1	8.9	小1=5g
マヨネーズ（全卵型）	12	0.5	84	大1	4.5	小1=4g
マヨネーズ（卵黄型）	12	0.2	80	大1	1.7	小1=4g
甘みそ	18	5.8	39	大1	32.3	
淡色辛みそ	18	3.1	35	大1	17.0	
赤色辛みそ	18	3.1	33	大1	17.0	
カレールウ	25	10.3	128	1人前	41.0	
ハヤシルウ	25	11.3	128	1人前	45.0	
酒かす	20	3.7	45	1食分	18.6	
穀物酢	5	0.1	1	小1	2.4	大1=15g
米酢	5	0.4	2	小1	7.4	大1=15g
ぶどう酢	5	0.1	1	小1	1.2	大1=15g
りんご酢	5	0.1	1	小1	2.4	大1=15g
みりん	6	2.6	14	小1	43.2	大1=18g
▶ 飲みもの						
清酒	180	8.1	193	1合	4.5	
ビール	353	10.9	141	1缶=350㎖ (100㎖:100.8g)	3.1	
発泡酒	353	12.7	159	1缶=350㎖ (100㎖:100.9g)	3.6	
ぶどう酒白	100	2.0	73	ワイングラス1杯	2.0	1本=720㎖
ぶどう酒赤	100	1.5	73	ワイングラス1杯	1.5	1本=720㎖
ぶどう酒ロゼ	100	4.0	77	ワイングラス1杯	4.0	1本=720㎖
紹興酒	50	2.6	64		5.1	
焼酎甲類	180	0.0	371	1合	0.0	ホワイトリカー
焼酎乙類	180	0.0	263	1合	0.0	本格焼酎
ウイスキー	30	0.0	71	1杯	0.0	
ブランデー	30	0.0	71	1杯	0.0	
ウオッカ	30	0.0	72	1杯	0.0	
ジン	30	0.0	85	1杯	0.1	
ラム	30	0.0	72	1杯	0.1	
梅酒	30	6.2	47	1杯	20.7	
▶ 肉類						
牛かた脂身つき	100	0.3	286		0.3	
牛かた赤肉	100	0.3	201		0.3	
牛かたロース脂身つき	100	0.2	411		0.2	
牛かたロース赤肉	100	0.2	316		0.2	
サーロイン脂身つき	100	0.3	498		0.3	

食品名	常用量(g)	糖質量(g)	熱量(kcal)	目安	100g当り糖質量	備考
サーロイン赤肉	100	0.4	317		0.4	
牛ばら脂身つき	100	0.1	517		0.1	
牛もも脂身つき	100	0.5	246		0.5	
牛もも赤肉	100	0.6	191		0.6	
ランプ脂身つき	100	0.4	347		0.4	
ランプ赤肉	100	0.5	211		0.5	
牛ヒレ赤肉	100	0.3	223		0.3	
牛ひき肉	100	0.5	224		0.5	
牛舌	50	0.1	135		0.1	
牛肝臓	50	1.9	66		3.7	
ローストビーフ	50	0.5	98	2〜3枚	0.9	
コンビーフ缶	50	0.9	102	½缶	1.7	
ビーフジャーキー	10	0.6	32	つまみ1食分	6.4	
豚肩脂身つき	100	0.2	216		0.2	
豚肩赤肉	100	0.2	125		0.2	
豚肩ロース脂つき	100	0.1	253		0.1	
豚肩ロース赤肉	100	0.1	157		0.1	
豚ロース脂つき	100	0.2	263		0.2	
豚ロース赤肉	100	0.3	150		0.3	
豚ばら脂身つき	100	0.1	386		0.1	
豚もも脂身つき	100	0.2	183		0.2	
豚もも赤肉	100	0.2	128		0.2	
豚ヒレ赤肉	100	0.2	115		0.2	
豚ひき肉	100	0.0	221		0.0	
豚舌	50	0.1	111		0.1	
豚心臓	50	0.1	68		0.1	
豚肝臓	50	1.3	64		2.5	
胃ゆで	50	0.0	61		0.0	
小腸ゆで	50	0.0	86		0.0	
大腸ゆで	50	0.0	90		0.0	
豚足	50	0.0	115		0.0	
ボンレスハム	20	0.4	24	1枚	1.8	
ロースハム	20	0.3	39	1枚	1.3	
生ハム促成	10	0.1	25	2枚	0.5	1枚=5g
ベーコン	20	0.1	81	1切れ	0.3	
ウィンナー	20	0.6	64	1本	3.0	
セミドライ	10	0.3	34	1枚	2.6	ソフトサラミを含む
ドライ	10	0.2	50	1枚	2.1	サラミを含む
フランクフルト	50	3.1	149	1本	6.2	
焼き豚	30	1.5	52	3枚	5.1	
合鴨皮つき	50	0.1	167		0.1	
鶏肉手羽皮つき	100	0.0	195		0.0	
鶏肉むね皮付き	100	0.0	244		0.0	
鶏肉むね皮なし	100	0.0	121		0.0	
鶏肉もも皮付き	100	0.0	253		0.0	
鶏肉もも皮なし	100	0.0	138		0.0	
ささみ	100	0.0	114		0.0	
鶏ひき肉	100	0.0	166		0.0	
鶏心臓	50	0.0	104		0.0	
鶏肝臓	50	0.3	56		0.6	
鶏すなぎも	50	0.0	47	2個	0.0	

▶ 卵類

食品名	常用量(g)	糖質量(g)	熱量(kcal)	目安	100g当り糖質量	備考
卵	50	0.2	76	1個	0.3	廃棄15%　1個=60g
うずら卵	10	0.0	18		0.3	廃棄15%　1個=12g
ピータン	68	0.0	146	1個	0.0	廃棄15%　殻付き1個80g

糖質制限トピックス　食材の糖質量リスト

食品名	常用量(g)	糖質量(g)	熱量(kcal)	目安	100g当り糖質量	備考
▶ **魚介類と魚介加工品**						
あじ	70	0.1	85	1切れ	0.1	廃棄55%　1尾=150g
あじ・開き干し	65	0.1	109	1枚	0.1	廃棄35%　1枚=100g
蒸しあなご	60	0.0	116	2切れ	0.0	
いわし	65	0.2	88	1尾	0.3	廃棄35%　1尾=100g(20cm)
ちりめん微乾燥	50	0.1	57		0.2	1カップ弱
オイルサーディン	20	0.1	72	3尾	0.3	
うなぎ白焼き	60	0.1	199	2切れ	0.1	1串=120g
うなぎかば焼き	60	1.9	176	2切れ	3.1	
かつお	60	0.1	68	お刺身5切れ	0.1	
めいたかれい	75	0.1	71	5枚おろし　お刺身	0.1	廃棄50%　1尾=150g
干しかれい	60	0.0	70		0.0	廃棄40%　1枚=100g
きす	30	0.0	26		0.1	廃棄50%　1尾=60g
塩鮭	100	0.1	199	1切れ	0.1	
スモークサーモン	20	0.0	32	1枚	0.1	
さば	100	0.3	202	1切れ	0.3	
さわら	100	0.1	177	1切れ	0.1	
さんま	85	0.1	264	1尾	0.1	廃棄30%　1尾=120g
ししゃも	50	0.1	83	2尾	0.2	
したびらめ	110	0.0	106	1尾	0.0	廃棄45%　1尾=200g
たい	100	0.1	194	1切れ	0.1	
ぶり	100	0.3	257	1切れ	0.3	
まぐろ	60	0.1	211	お刺身5切れ	0.1	
まぐろ油漬け	50	0.1	134	サラダ1食分	0.1	
わかさぎ	80	0.1	62	5尾	0.1	
あかがい	20	0.7	15		3.5	廃棄75%　殻付き80g
あさり	60	0.2	18		0.4	廃棄60%　殻付き150g
あわび	135	5.4	99		4.0	廃棄55%　殻付き300g
かき	15	0.7	9		4.7	廃棄75%　殻付き60g
さざえ	30	0.2	27	刺身	0.8	廃棄85%　殻付200g
蜆	30	1.3	15	味噌汁1杯分	4.3	廃棄75%　殻付120g
とりがい	10	0.7	9	2枚	6.9	
貝柱	25	1.2	24	正味1個	4.9	
車えび	30	0.0	29	1尾	0.0	廃棄55%　大1尾=70g
たらばがにゆで	80	0.2	64		0.2	廃棄60%　足4本200g
するめいか	225	0.5	198	1ぱい	0.2	廃棄25%　1ぱい300g
ゆでほたるいか	60	0.2	62	1食分	0.4	
するめ	30	0.1	100	つまみ1食分	0.4	
いくら	17	0.0	46	大1	0.2	
塩辛	20	1.3	23	大1	6.5	
ゆでたこ	100	0.1	99	足1本	0.1	
うに	5	0.2	6	1片	3.3	
練りうに	16	3.6	27	大1	22.4	
くらげ　塩蔵、塩抜き	20	0.0	4	和え物1食分	0.0	
たらこ	45	0.2	63	1腹	0.4	
▶ **練り製品**						
蒸しかまぼこ	20	1.9	19	1cm	9.7	1本=200g
かに風味かまぼこ	20	1.8	18	1本	9.2	
焼きちくわ	20	2.7	24	¼本	13.5	1本=90g
はんぺん	25	2.9	24	¼枚	11.4	大1枚=100g
さつまあげ	40	5.6	56	½個	13.9	1枚=75g
魚肉ソーセージ	40	5.0	64	½本	12.6	1本=75g

Profile

江部 康二（え べ こう じ）（財）高雄病院理事長

1950年京都府生まれ。1974年京都大学医学部卒業。1974年から京都大学胸部疾患研究所第一内科（現在京大呼吸器内科）にて呼吸器科を学ぶ。1978年から高雄病院に医局長として勤務。1996年副院長就任。2000年理事長就任。2001年から糖質制限食に取り組む。
内科医／漢方医／（財）高雄病院理事長／NPO法人 糖質制限食ネット・リボーン理事長。
2002年に自ら糖尿病であると気づいて以来、さらに糖尿病治療の研究に力を注ぎ、「糖質制限食」の体系を確立。これにより自身の糖尿病を克服。

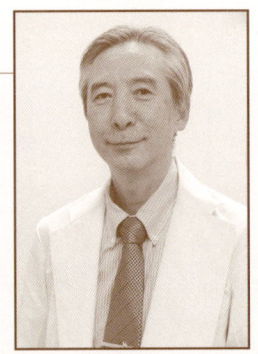

〈著書〉
『主食を抜けば糖尿病は良くなる！』2005年（東洋経済新報社）・作家宮本輝氏との対談、『我ら糖尿人、元気なのにはわけがある』2009年（東洋経済新報社）・『主食をやめると健康になる』2011年（ダイヤモンド社）などがある。

ブログ『ドクター江部の糖尿病徒然日記』は日に10000件のアクセスがあり、糖尿病の方やそのご家族から寄せられた質問への回答や、糖尿病・糖質制限食に関する情報の発信に、日々尽力している。
●ブログ『ドクター江部の糖尿病徒然日記』
http://koujiebe.blog95.fc2.com/

糖尿病・肥満を克服する
高雄病院の「糖質制限」給食

2012年4月16日　第1刷発行
2021年10月7日　第18刷発行

著　者　江部康二
発行者　鈴木章一
発行所　株式会社講談社
　　　　〒112-8001　東京都文京区音羽2-12-21
　　　　販売　TEL03-5395-3606
　　　　業務　TEL03-5395-3615
編　集　株式会社　講談社エディトリアル
代　表　堺　公江
　　　　〒112-0013　東京都文京区音羽1-17-18　護国寺SIAビル6F
　　　　編集部　TEL03-5319-2171
印刷所　NISSHA株式会社
製本所　大口製本印刷株式会社

定価はカバーに表示してあります。
本書のコピー、スキャン、デジタル化等の無断複製は著作権法上での例外を除き禁じられております。
本書を代行業者等の第三者に依頼してスキャンやデジタル化することはたとえ個人や家庭内の利用でも著作権法違反です。
落丁本・乱丁本は、購入書店名を明記の上、講談社業務あてにお送りください。
送料小社負担にてお取り替えいたします。
なお、この本についてのお問い合わせは、講談社エディトリアルあてにお願いいたします。

©Koji Ebe 2012 Printed in Japan
N.D.C.645 143p 26cm ISBN978-4-06-217624-8